职业教育眼视光技术专业临床应用系列教材
人力资源社会保障部技工教育规划教材

活页版

总主编 林顺潮

异常双眼视分析处理教程

YICHANG SHUANGYANSHI
FENXI CHULI JIAOCHENG

邱东荣 王 平 主编
王海英 主审

特配电子资源

微信扫码
· 视频学习
· 拓展阅读
· 互动交流

南京大学出版社

图书在版编目(CIP)数据

异常双眼视分析处理教程/邱东荣,王平主编. —南京:南京大学出版社,2020.12(2023.4 重印)
ISBN 978-7-305-24154-3

Ⅰ.①异… Ⅱ.①邱… ②王… Ⅲ.①双眼视觉—屈光学—高等职业教育—教材 Ⅳ.①R77

中国版本图书馆 CIP 数据核字(2020)第 265575 号

出版发行　南京大学出版社
社　　址　南京市汉口路 22 号　　邮编　210093
出 版 人　金鑫荣

书　　名　异常双眼视分析处理教程
主　　编　邱东荣　王　平
责任编辑　刘　飞　　　　　编辑热线　025-83592146
照　　排　南京开卷文化传媒有限公司
印　　刷　苏州工业园区美柯乐制版印务有限责任公司
开　　本　787×1092　1/16　印张 11.5　字数 266 千
版　　次　2020 年 12 月第 1 版　2023 年 4 月第 2 次印刷
ISBN 978-7-305-24154-3
定　　价　59.00 元

网　　址:http://www.njupco.com
官方微博:http://weibo.com/njupco
微信服务号:njuyuexue
销售咨询热线:(025)83594756

＊版权所有,侵权必究
＊凡购买南大版图书,如有印装质量问题,请与所购图书销售部门联系调换

职业教育眼视光技术专业临床应用系列教材
编委会

|总主编|

林顺潮

|副总主编|

金晨晖　邱东荣　王　瑛　刘科佑　孔智英

|编　委|

（以姓氏笔画排序）

王　平　李兆春　刘　念　孟晓丽　张　晴
周佳佳　林妙丽　林　智　曹　强

|主　审|

王海英

精益求精 融合培养"工匠"复合型眼视光专业人才

随着现代技术的发展和人民生活水平的提高,公众的用眼习惯也随着改变,导致近视率逐年升高,普通大众越来越重视眼健康,也对眼视光行业和医疗机构提出了更高的要求。视光学专业作为综合眼科学的一部分,其人才培养及储备在临床医学与教学科研中均发挥着重要的作用。鉴于此,深圳职业技术学院一直都以培育人才、服务社会的责任与使命,不断完善学科建设和专业教学。这套"职业教育临床眼视光专业系列教材"是为了提高教学质量,促进产教融合,适应眼视光相关行业的发展而精心统筹编写的,主要涵盖了眼健康评估技术、医学验光技术、异常双眼视分析处理技术、接触镜验配技术、低视力验配技术共五个视光学方向。

这套系列教程内容全面,实用性强。如"医学验光技术"课程在视光专业课中具有重要地位,因与临床实践的紧密联系,该门课程需要扎实的理论知识与娴熟的操作技能。《医学验光技术教程》一书中依据多年一线的临床实践成果,转化为实验项目教学,利用技能训练,如临床验光流程,包括问诊、视功能初始评估、屈光检查、调节集合融像功能评估等,打破了传统书本的局限,培养学生的综合应用能力;也充分突出了"理实一体化""工学结合、项目导向、任务驱动、强调特色化与规范化相结合"的职教特点。最终培养出"工匠"复合式创新型高素质高技能人才。

该系列教程中,《异常双眼视分析处理教程》强调视光教育的医、理、工多学科融合的重要性。一方面弥补视光专业自身在医学上的不足;另一方面最大限度地筛查眼疾,降低患者风险,为临床眼科医生的诊断治疗提供科学依据。该书能让学生在实践中活学活用,能总结自身学习经验,反馈教学课堂,从而形成基础理论、临床应用、学校教学三位一体的模式,让眼视光科学教育体系走出特色发展之路。

  整套系列教程采用活页式编排、立体化设计,充分融合新技术、新方法为眼视光专业教学提供全面且规范化的指导。希望深圳职业技术学院开展的创新教学改革,能为国民眼健康培养更多优秀的人才,为眼科学与视光学贡献更多的智慧和力量。

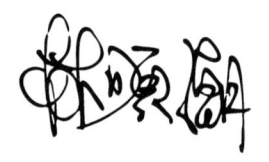

香港希玛国际眼科医疗集团　主席
港区全国人大代表
亚太眼科杂志(APJO)总编辑

序

视觉是人类获取外界信息最多的感觉，双眼视觉又是重要的视觉功能。正常的双眼视觉为我们的生活、学习和工作带来了许多便利；而异常的双眼视觉会或多或少地影响到我们的生活、学习和工作，因此，解决异常双眼视觉问题显得意义重大。

双眼视觉体系全面，涉及的知识较多，内容也比较抽象，所以初学者比较难以理解和掌握。我的学生邱东荣老师在多年的临床实践和教学体会的基础上，编写出版了《异常双眼视分析处理教程》一书。此书通过项目化、分层次的方式，强化了常见双眼视异常的分析、诊断和处理思路，这将有利于读者学习异常双眼视的相关理论与分析处理方法。在教材编排上，采用了新颖的活页式设计，更便于读者串联和拼接知识点，形成自己的知识结构。

本书必将成为眼科医生、眼视光师、在校各层次学生，以及相关从业人员的一本较好教程和参考书，也欢迎读者对本书提出宝贵建议。

天津医科大学眼视光学院原教研室主任
2020 年 12 月

序

近年来,在教育部以及全社会高度重视近视防控的背景下,眼视光学迅速发展,眼视光技术不断更新优化。教材作为国家职业教育"三教改革"的重点项目之一,承担着强化教学与行业标准、对接职业标准和岗位规范、紧跟视光学临床发展步伐的载体作用。同时,教育部近期强调职业院校要开发使用新型活页式、工作式教材,也提倡校企"双元"合作,建设开发"新形态活页式教材",这能更好地实现产教融合。校企合作过程中高校能及时吸收和利用企业的新产品、新技术和新方法,不断提高教学及教材适应行业岗位的需求水平,因此,以"活页式"作为新形态教材建设很有必要。

本系列教材为临床眼视光检查方法及处理技术系列教程,涵盖了眼健康评估技术、医学验光技术、异常双眼视分析处理技术、接触镜验配技术、低视力验配技术共五个视光学方向。系列教材均由深圳职业技术学院眼视光技术专业教师与企业(医院)一线临床工作者根据多年的教学及实践经验共同编写完成,能够充分实现理论教学与临床实践的深度融合。同时,采用活页式的新形态系列教材,能够将视光学不同方向的内容有机结合起来,以任务式、项目化和技能模块的形式有效地将临床检查、分析、诊断和处理技术等进行组合拼接,以适应患者的多样化、个性化治疗需求,形成新的、更有用的技能与方法。因此,本系列教材能够弥补目前国内尚缺乏的专业性、系统性的新形态教材需求,为读者提供一种更适合眼视光技能学习的途径,进而培养自身的视光临床思维,掌握会检查、会分析、会处理的一整套视光学理论与实践方法。

由于知识和时间有限,本系列教材仍有许多缺失与疏漏之处,恳请各位眼科、视光学方面的专家、同行以及读者给予批评指正,我们将不断完善。

编委会

前　言

双眼视觉是视光学重点和难点部分,其重点体现在许多视光学问题的归因都源于双眼视觉问题,而双眼视觉问题不仅与眼科学、视光学相关,还与脑神经科学、视觉心理学等有着密切联系,因此,双眼视相关知识学习时会显得较为抽象,甚至困难。在视光学临床工作中,大部分视觉功能问题都需要寻求双眼视觉技术进行处理和解决,掌握异常双眼视分析方法和处理技术是眼视光师(验光师)和眼科医生(视光学方向)需要重视的基本技能。

为贯彻党的二十大精神中关于教育要落实立德树人的根本任务,推进职普融通、产教融合、科教融汇,优化职业教育类型定位等育人要求,响应现代职业教育高质量发展和课程思政教学改革,我们修订了本书。

本书内容上,重视常见双眼视异常分析处理思路与视觉训练的实践方法。针对每一类视觉异常的编排顺序为临床表现评估、检查结果分析、具体病症诊断以及对应诊断的处理方法。目的是能够深化读者视光临床思维的建立,通过项目化、分层次的教程编写特点,更易于读者学习异常双眼视相关理论方法与分析处理技能。

本书编排上,采用系统、全面以及新颖的活页式编排。以活页式编写不仅能针对不同类型异常双眼视问题的分析方法与处理技术的策略进行组合编排,形成更好的、新技术方法的呈现;还能对不同类型异常双眼视问题以任务式、工作流程化展现给读者,形成个性化学习异常双眼视分析和处理技术的良好教程。

全书共分10章。第1章概述了双眼视总体的分析流程和方法,初步教会读者建立视光临床双眼视分析思维;第2章至第9章重点分类讨论了各种常见异常双眼视觉的特点、诊断思路及处理方法;第10章专门引入了视觉训练方法的介绍,强调了视觉训练是视觉异常重要处理方法之一。本书提供了较为全面的异常双眼视分析处理方法,可作为眼科医生、眼视光师、在校大学生或研究生以及眼镜行业(视光相关行业)从业者双眼视学习的重要参考书。

本书编写参考或应用了许多学者的专著和论文,在此对原作者表示感谢和敬意。同时,感谢深圳职业技术学院的相关领导和一线老师对本书编写过程中提出的宝贵建议,另外,对参与本书编写及严谨细致编审的希玛眼科集团斜弱视专科王平主任致以崇高敬意,还要感谢南京大学出版社的支持和付出的辛劳。

由于时间和编者个人水平与积累有限,书中还存在许多不足和有争议的地方,恳请各位专家、同行以及读者批评指正,以便于该书不断修订、完善。

邱东荣

2023 年 4 月

于深圳职业技术学院官龙山校区

目 录

第 1 章 概 述

1.1 概述 ·· 2
1.2 双眼视总体分析流程 ·· 5
1.3 双眼视主要参数解析 ·· 7
1.4 双眼视异常分析方法 ··· 11
1.5 双眼视异常主要处理方法 ·· 14
1.6 视觉训练的作用与分类 ··· 16

第 2 章 调节功能异常分析与处理

2.1 概述 ·· 20
2.2 调节不足 ·· 22
2.3 调节不能持久 ·· 24
2.4 调节过度 ·· 26
2.5 调节灵敏度不足 ··· 28
2.6 老视 ·· 30

第 3 章 非斜视性双眼视异常分析与处理

3.1 概述 ·· 36
3.2 集合不足 ·· 40

3.3 散开过度 ··· 43
3.4 集合过度 ··· 45
3.5 散开不足 ··· 47
3.6 基本型外隐斜 ·· 49
3.7 基本型内隐斜 ·· 51
3.8 假性集合不足 ·· 53
3.9 融像性聚散功能异常 ·· 56
3.10 垂直位双眼平衡失调 ·· 58

第4章 斜视性双眼视功能分析与视光学处理

4.1 概述 ··· 66
4.2 屈光调节性内斜视 ·· 69
4.3 非屈光调节性内斜视 ·· 71
4.4 间歇性外斜视 ·· 74
4.5 斜视术后有关双眼视问题处理 ······································ 77

第5章 弱视双眼视功能分析与处理

5.1 概述 ··· 82
5.2 弱视的屈光矫正与遮盖治疗 ··· 87
5.3 弱视的注视性质训练 ·· 90
5.4 弱视的脱抑制训练 ·· 93
5.5 弱视的双眼视重建 ·· 96

第6章 与学习相关的双眼视异常分析与处理

6.1 概述 ··· 100
6.2 阅读困难的视觉问题分析 ·· 103
6.3 眼球运动的分类与视觉训练方法 ··································· 108
6.4 手眼协调能力的训练 ·· 112

第 7 章　与电脑相关的双眼视异常分析与处理

7.1　概述 …………………………………………………………………………… 116

7.2　与电脑相关的双眼视问题分析与处理 ………………………………………… 123

第 8 章　与屈光手术相关的双眼视异常分析与处理

8.1　概述 …………………………………………………………………………… 128

8.2　屈光术前相关双眼视检查作用与意义 ………………………………………… 130

8.3　屈光手术后常见的双眼视问题 ………………………………………………… 132

8.4　屈光术后相关双眼视问题处理 ………………………………………………… 135

第 9 章　与获得性脑损伤相关的双眼视异常分析与处理

9.1　概述 …………………………………………………………………………… 140

9.2　获得性脑损伤与视光师职责 …………………………………………………… 142

9.3　与获得性脑损伤相关的双眼视障碍问题 ……………………………………… 144

9.4　获得性脑损伤患者视觉评估 …………………………………………………… 146

9.5　获得性脑损伤患者的视光学处理方法 ………………………………………… 149

第 10 章　常见视觉训练工具与使用方法

10.1　视觉训练实施的总体要求 …………………………………………………… 154

10.2　调节功能的训练 ……………………………………………………………… 157

10.3　聚散功能的训练 ……………………………………………………………… 159

10.4　融像性功能的训练 …………………………………………………………… 162

10.5　完整视觉训练方案的建立 …………………………………………………… 164

参考文献 ……………………………………………………………………………… 170

第 1 章

异 常 双 眼 视 分 析 处 理 教 程

概　述

1.1 概述

项目目标

1. 了解双眼视相关概念及正常双眼视产生的条件。
2. 了解异常双眼视的分类及异常双眼视功能症状表现。
3. 了解维护人眼正常双眼视觉重要性，增进视光师职业素养的根本要求。

项目准备

一、双眼视觉的概念

双眼视觉(binocular vision)是外界物体的形象分别落在两眼视网膜对应点上，主要是黄斑部，神经兴奋沿视知觉系统传入大脑，在大脑高级中枢将来自两眼的视觉信号进行分析，综合成一个完整的、具有立体感知觉影像的过程。

双眼视觉是认识环境的一种高级的、最完善的适应的表现，是动物由低级到高级发展过程中进化而来的。在低级生物虽有原始的眼睛，但并不具有完善的视觉系统，眼外肌也不是作为运动眼球的机构而起作用。动物从两栖类进化到哺乳类，眼睛的构造越来越完善，但许多动物的眼睛仍居于头两侧，虽然具有较宽的单眼视野，但是大多数没有双眼视觉。双眼视觉一直到高级哺乳类才逐渐发展起来，进化到人类时，达到了最完善的地步。人类直立行走、头部抬起、两眼直向前方，双眼视野与单眼视野相比达到了最大比例。由于获得了双眼视觉，人类能更正确地获得有关的位置、方向、距离和物体大小的概念，同时产生了立体视觉，能正确判断自身与客观环境之间的位置关系。这一切变化在人类进化过程中起到了重要作用。由于双眼视觉是在动物种属发展过程中较晚才获得的本领，同时也是一种非常复杂精细的生理机制，所以在内、外环境因素的影响下，容易遭到破坏，进而产生紊乱。斜视的本质即是双眼视觉的紊乱，无论是先天性、生后早期的，还是获得性的，无论何种病因，如果未能得到及时恰当的治疗纠正，均会导致双眼视觉的丧失。治疗斜视的最高原则是消除引起双眼视觉紊乱的障碍，设法保存或恢复双眼单视。

二、产生双眼视觉的条件

1. 知觉条件

(1) 两眼视知觉正常或近似。两眼所接受物像在形状、颜色、大小、明暗需要一致或近似。两眼同一的物像无法融合在一起,如两眼物像大小差5%以上,即能影响融合力。

(2) 单眼黄斑部应能恒定地注视同一目标。无论眼往何处看,目标往何方移动均能使目标不脱离黄斑注视范围,这种能力叫单眼注视力。

(3) 两眼应能同时感知外界同一物体的形象。一眼视力太低或屈光间质有混浊,均不能使两眼同时感知外界物体,双眼同时知觉是建立双眼视的基本条件。

(4) 两眼的黄斑部具有共同的视觉方向,即两眼视网膜的对应关系正常。因为两眼视网膜各成分之间有配偶的定位关系,两眼黄斑部具有共同的视觉方向,两物像只有落在有共同视觉方向的视网膜成分上,才能被感觉为同一物体。

(5) 两眼具有能把落在视网膜非对应点上的物像矫正至正位的能力,即融合力。

2. 运动条件

在运动功能上,要保持两眼的位置在各眼位上协调一致。注视远方时,两眼视线能达到平行;注视近物时,两眼要与所用调节协调地行使集合与分开。在向侧方做跟随运动时,两眼能始终以相同速度和幅度同时运动。在眼球出现任何肌肉神经障碍(包括神经源性、肌源性以及来自平衡器的障碍),均将影响双眼运动协调一致。小的差异可以用融合力加以控制成为隐斜,双眼视觉尚可保持;大的障碍将无法形成双眼单视,此能力称为双眼注视力(同向或异向)。

3. 中枢条件

(1) 两眼视野重叠部分必须够大,使注视目标能随时落在双眼视野内。重叠视野的大小在种属发展过程中也起了很大变化。较低级动物其眶部角度分开很大,眼多位于头的两侧,其单眼视野很大,但两眼视野重叠部分却很小。高级动物两眼逐渐转向前方,单眼视野逐渐缩小,双眼视野显著增加。低级动物由于两眼视网膜物像完全不同,所以每次只能用一眼注视,而另一眼同时受到抑制。其视神经纤维两眼完全互相交叉到对侧大脑皮质。为了产生双眼视野,一定要使同侧大脑半球皮质能感知对侧视野内的物体,因此,必须有两眼同侧视神经纤维到达本侧大脑皮质,这样每眼相同一半视野将为同侧大脑所感觉。人类和猿类来自鼻侧一半视网膜的视神经纤维全部交叉到对侧;而来自颞侧一半视网膜的视神经纤维,则不交叉而到达同侧大脑。同侧纤维在人类比例达到了最高。

(2) 大脑的中枢必须发育正常,能正确地接收从视觉及其他感觉器官得来的信号,并加以综合、分析,自主地或反射地通过传出系统发出神经冲动以调整眼球位置。大脑不能同时感知来自两眼的物像,或者不能把二者综合成单一的、完整的印象,在必要时不能及时地发出神经冲动调整眼球位置,均将不能形成双眼单视。

三、异常双眼视的分类

当破坏以上条件的因素存在时,正常的双眼视功能被打破,而变成了异常的双眼视功能。

引起双眼视异常的相关因素有很多,归纳起来可以分为四类:

（1）斜视,对双眼视觉损害最大的就是斜视。斜视如果出现在双眼视觉发育过程中,会引起非常严重的双眼视觉的损害,如未及时发现,会造成无法治愈的后果。

（2）非斜视性相关因素,可由调节功能异常和聚散功能障碍所引起的双眼视觉异常。

（3）知觉异常导致,如弱视。

（4）眼球运动障碍导致,如眼球震颤,扫视运动异常,追随运动异常等。其中,斜视和非斜视类原因是引起双眼视觉异常的常见病因。

四、异常双眼视功能的症状

双眼视功能异常的症状来源于引起异常的原因。斜视引起异常双眼视功能的症状主要为复视和混淆视。

（1）复视(diplopia),又称视物成双,是由于眼位偏斜注视目标时,同一物像落于两眼视网膜的非对应点,即注视眼的黄斑区和斜视眼黄斑区以外的视网膜,两眼视网膜所接受的视刺激经视路传到视觉中枢时,不能融合而出现复视。复视的症状依赖于发病的年龄、持续的时间和主观认识。

（2）混淆视(confusion)是指两个不同物体的影像同时投射到视网膜对应区,两个黄斑中心凹区域生理上是不能同时感知两个不同物体的,靠近黄斑中心凹的视网膜成分会形成竞争,两个接受的物像快速运转,最终导致单眼抑制。临床上典型的混淆视是很少见的,持续时间也较短,随后大都转换为复视。混淆视是人类难以接受的一种视觉异常。

非斜视原因,症状目前已普遍存在于我们的生活中,如近距离工作时,眼睛不适;近距离视物困难,无法集中注意力,看字跳行;看远模糊重影;眼部牵拉感、紧张感、眼球酸胀、眼痛,甚至头痛;阅读障碍等。

由于非斜视双眼视异常存在的普遍性,针对性治疗对患者生活质量的提高意义重大。而斜视性的异常双眼视的早期发现和早期治疗同样可以改善患者的生活质量,并且影响一生。

1.2 双眼视总体分析流程

项目目标

1. 对相关双眼视觉功能检查数据进行科学有效的分析，是解决患者双眼视问题的根本保障。

2. 只有正确的对双眼视结果进行全面分析，才能得到精准、快速、有效的诊断结果，从而制定科学的个性化处理办法。

3. 对双眼视总体分析流程的把握，有助于分层次、辨矛盾地甄别双眼视异常问题，能有效避免误诊等纰漏。

项目准备

患者双眼视功能的检查报告、笔、纸等以及相对隐私的谈话室（诊室）。

步骤方法

1. 首先，当拿到一份完整的双眼视功能检查报告时，脑海中一定有着清晰的视光逻辑思维，对双眼视诊断有着较为明确的分类，即每个双眼视异常患者都有自己的临床指征。

2. 针对每个患者，都应该着重于患者本身的临床表征（即主诉问题）有针对性地对报告参数与数据进行探查，如患者主诉视近时聚焦困难、容易重影叠字和想避免近距离工作时，视光师应该着重考虑到患者主要是视近集合的问题。

3. 其次，视光师要总览视功能检查报告，观察哪些视功能数据是在正常范围内，重点查看异常视功能参数并做好标记。在此过程中，视光师一定要对视功能各个参数的正常范围了然于胸，并且检查是否有未做或遗漏的数据。

4. 接着，视光师要根据患者的异常数据找出主要问题或主要矛盾，再结合着其他在正常范围的数据进行分析（一定要对异常与正常参数相互参考、结合分析），再利用视光视功能的逻辑思维，根据视功能的参数和患者的临床表征问题，对患者的诊断分门别类，如相关数据和患者主诉与双眼视异常集合不足高度吻合。

5. 初步确定患者的双眼视异常诊断后，还应继续利用相关双眼视法则进行判断，确定患者双眼视异常的诊断，评估患者双眼视异常程度。

6. 最后，在确定患者双眼视异常的诊断和评估其异常程度后，视光师应个性化开具视光矫正或处理办法。如个性化的屈光矫正、视觉训练和棱镜处方等视光处理方法。

注意事项

1. 双眼视分析过程的重点是视光师本身的视光临床思维，具备相应视光思维能力才能有效地对异常双眼视进行分析与甄别。

2. 双眼视分析还要求视光师本身视光知识扎实，视光基础知识、眼视光光学知识以及接触镜知识等都要涉及，否则会影响分析结果的准确性。

表1-1 双眼视初诊临床症状分析表

症　　状	常见问题
视近物时有重影、复视、模糊、聚焦困难、字体发生流动、跳动	低AC/A值型-集合不足
眼部有牵拉、紧张感，眼球酸胀、眼周围痛	
无法集中注意力，希望尽量避免近距离阅读	
看远重影、模糊、头痛、驾驶障碍等	低AC/A值型-散开不足
复视	高AC/A值型-集合过度
眼紧张感、疲劳感、牵拉感	
聚焦过度感觉	
希望尽可能避免近距离工作	
阅读时，喜欢将书本放得很近	
喜欢闭眼	
复视	高AC/A值型-散开过度
广场恐怖症	
不喜欢参加群体活动	
长期抱怨视疲劳	正常AC/A值型-基本型外隐斜
看远、看近均可表现模糊	
复视	正常AC/A值型-基本型内隐斜
常见于学龄青少年、成年人、屈光不正长期未矫正者	正常AC/A值型-融像性运动困难
视远或视近模糊	
近距离工作后不适感	
症状随时间加重，晚上更明显	
长时间近距离工作后，注意力无法集中	
希望避免长时间近距离工作	
初步双眼视检查不能解释与视觉有关的症状	

1.3 双眼视主要参数解析

项目目标

1. 双眼视功能中每个检查项目或数据都赋予了指示性的意义,要明确这些项目的含义和明晰每个数值的正常范围,才能对异常双眼视觉进行分析诊断。
2. 熟悉、掌握双眼视主要参数的作用意义,是全面掌握双眼视功能的重要基础。

项目准备

熟悉双眼视功能检查的方法。

项目内容

一、调节功能部分

1. 调节反应(BCC)

调节反应指视近时个体对某调节刺激所产生的实际调节力,通常用调节超前和调节滞后来表示调节反应的情况。调节超前指调节反应的量大于调节刺激;调节滞后代表调节反应的量低于调节刺激。调节反应的正常范围:+0.25D～+0.75D。因此,当调节反应>+0.75D 时为调节滞后,调节反应≤-0.25D 时为调节超前。

2. 负相对调节(NRA,Negative relative accommodation)

负相对调节指在集合保持相对稳定的情况下双眼所能放松的调节量。正常值为+2.00D(±0.50),若 NRA 大于+2.75D,则怀疑是验光处方近视过矫或远视欠矫;若 NRA 小于+1.50D,则怀疑有调节过度的调节功能异常。

3. 正相对调节(PRA,Positive relative accommodation)

正相对调节指在集合保持相对稳定的情况下,双眼所能做出的最大调节刺激量。正常范围:PRA≥-1.50D,若数值越大则代表其能做出的调节的能力越大,正相对调节正常者测量范围一般≥-3.00D。

4. 调节灵活度(Accommodative facility)

调节灵活度指个体对于调节刺激/放松在不同水平变化时,所能做出的调节反应速度,即检测调节变化的灵敏度。其正常值(表 1-3),主要分为① 8~12 岁:双眼 5 cpm(cpm 代表翻转拍通过的周期数),单眼 7 cpm;② 13~30 岁:双眼 10 cpm,单眼 11 cpm。其常可判断或区分双眼视异常类型为单眼调节功能问题还是双眼聚散功能问题。

5. 调节幅度(AMP,Amplitude of accommodation)

调节幅度指的是个体视近时所具有的最大调节力,即调节近点与调节远点之间的屈光力之差。调节幅度的大小主要与年龄相关,当调节功能出现异常时,如调节不足则调节幅度也可能出现与年龄所应存有的调节幅度不相匹配的现象。我们常用最低调节幅度公式(最小调节幅度=15-0.25×年龄),来判断其调节幅度是否异常,如果患者调节幅度低于该年龄最低调节幅度 2D 以上,则认为其调节幅度异常。调节幅度常与正相对调节(PRA)一起作为调节不足的诊断指标,调节幅度也会作为确定老视患者附加处方的验光方法之一。因为正视眼远点与近点关系,所以认为调节近点的倒数即为调节幅度值。

二、聚散功能部分

1. 水平隐斜(Horizontal phoria)

水平隐斜分为远用眼位的水平隐斜量和近用眼位的水平隐斜量,其代表的是患者水平方向上的隐斜量。其正常范围是远用眼位$-1^{\triangle}\pm2$(负号代表外隐斜,又作 exo;正号代表内隐斜,又作 eso),近用眼位$-3^{\triangle}\pm3$。

2. 垂直隐斜(Vertical phoria)

垂直隐斜同样分为远用眼位的垂直隐斜量和近用眼位的垂直隐斜量。

3. 水平聚散融像范围

水平聚散融像范围是指聚散幅度所能提供的运动融像的能力和储备,分别存在模糊点、破裂点和恢复点。其中模糊点指的是无调节改变时的融像性聚散值;破裂点表示融像性聚散和调节性聚散的总值;恢复点表示在复相后重获双眼单视的能力。其各自正常范围:远距离水平融像:BI(X/7±3/4±2),BO(9±4/19±8/10±4);近距离水平融像:BI(13±4/21±4/13±5),BO(17±5/21±6/11±7),数值分别对应为模糊点/破裂点/恢复点。对应的值也称为融像性储备值,常用于三个准则(Sheard 准则、1:1 规则和 Percival 准则)的使用。

4. 融像性辐辏(Relative converge,PRC/NRC)

融像性辐辏分为正融像性辐辏(PRC,BO 方向)和负融像性辐辏(NRC,BI 方向),外隐斜需要增强集合的能力即需要增加正融像性辐辏(BO 方向)的能力;相反,内隐斜需要增加散开的能力即需要增加负融像性辐辏(BI 方向)的能力。

5. 集合近点(NPC,Nearpoint of convergence)

集合近点指的是个体视近时,不能通过集合保持双眼单视、融像打破时的视近距离,即为患者本身保持双眼融像的最大集合能力。正常范围:5~10 cm。NPC 是评估是否为集合不足的关键指标之一。

6. AC/A 比率(Accommodative converge/Accommodation rate)

AC/A 比率指的是调节性集合与调节之间的比值,是调节与集合关系的关键枢纽,临床上以 AC/A 比率作为诊断和处理双眼视异常的重要依据,如集合与散开的分型,指导附加球镜等。常用梯度性 AC/A 作为临床指导,正常范围是 4~6$^\triangle$/D。

7. CA/C 比率(Convergent accommodation/Convergence)

CA/C 比率指的是辐辏性调节与辐辏之间的比率,虽然双眼视检查中并不常见,但其在双眼视临床诊断和治疗中具有一定意义。特别是在指导高度外隐斜远距离附加负球镜时有重要临床意义。

8. 聚散灵敏度(Convergent facility)

聚散灵敏度指的是个体的聚散在不同水平变化时所能做出聚散反应速度,临床上对于鉴别双眼视是否有症状具有高度意义。其正常值为 12 cpm。

9. Worth 4 dots

主要检查患者前两级视功能(同时视和融合功能)的情况。此方法可初步或粗略检查患者是否有单眼抑制、复视等双眼视异常,对于整套视功能检查有一定参考意义。

注意事项

各个参数的正常值(表 1-2)只是参考,需在具体患者或具体案例中将所有参数进行归纳和比较,才能发现双眼视具体问题。

表 1-2 双眼视觉检查正常值

检查项目	正常值
Worth 4 dots	4 个
远距离水平隐斜	3 exo~1 eso
远距离水平融像范围	BI(X/7±3/4±2),BO(9±4/19±8/10±4)
近距离水平隐斜	6 exo~正位
近距离水平融像范围	BI(13±4/21±4/13±5),BO(17±5/21±6/11±7)
集合近点(NPC)	5~10 cm
AC/A	4~6$^\triangle$/D
负相对调节(NRA)	+2.00D(±0.50)
调节反应(BCC)	+0.25~+0.75D
正相对调节(PRA)	≥-1.50D
调节幅度(AMP)	AMP≥15-0.25×年龄-2
调节灵活度(Flipper)	见表 1-3
聚散灵敏度	12 cpm

表1-4 调节灵活度正常值

调节灵活度	±2.00D双面镜(周/分)
儿童单眼	
6岁	5.5±2.5
7岁	6.5±2.0
8~12岁	7±2.5
儿童双眼	
6岁	3
7岁	3.5±2.5
8~12岁	5±2.5
成人单眼	
13~30岁	11±5
30~40岁	无正常值
成人双眼	10±5

1.4 双眼视异常分析方法

项目目标

1. 在双眼视觉临床诊断中,有三个必须掌握的法则,它们在双眼视的诊断中起着非常重要的指导作用。本节内容将对其详细阐述。

2. 这三个法则分别为 Shrewd's 法则、1∶1 法则和 Percival 法则。三个法则主要有三个重要作用:① 对于评价双眼单视清晰区和舒适区有重要意义;② 对于视觉训练的方案制定和视训效果评价具有指导意义;③ 可以指导制定棱镜的处方。

项目内容

1. Shrewd's 法则

表示融像性辐辏的储备量至少为隐斜量的两倍,即正融像性辐辏储备值至少达到外隐斜量的两倍或以上,而负融像性辐辏储备至少达到内隐斜量的两倍或以上。视光师运用法则时应注意当双眼视异常为外隐斜(如集合不足、散开过度等)时,应利用 BO 方向(即正融像性辐辏)的值作为目标值,如散开过度应将远距离 BO 方向的模糊点作为其储备值;相反,当双眼视异常为内隐斜(如集合过度、散开不足等)时,应利用 BI 方向(即负融像性辐辏)的值作为目标值,如集合过度应用近距离 BI 方向模糊点作为其储备值。

【例 1-1】一名外隐斜(集合不足)患者,近距眼位为 12 exo,近距融像范围 BO 为 6/10/2,那么根据 S 法则定义则为近距正融像性(BO)范围模糊点 6(储备值),至少要达到近距隐斜量 12 exo 的 2 倍,才能使患者达到双眼单视阅读舒适区域,即模糊点至少要满足到 24 才符合要求。另外可由 S 准则给予患者缓解棱镜处方,公式如下:

棱镜量(P)=(2×隐斜量-BI(BO)模糊量)/3

若 P 为负值,则代表符合法则要求,无须使用棱镜。

2. 1∶1 法则

表示 BI 的恢复值至少与内隐斜量一样大。由此看出 1∶1 法则只适用于内隐斜患者,例如集合过度和散开不足的患者。当患者为集合过度双眼视异常时,视光师应把近距离融像 BI 方向的恢复值作为与内隐斜量的比较值;同样的,当患者为开散不足时,则应用远距离融像 BI 方向的恢复值作为评估值。

【例1-2】一名内隐斜（集合过度）患者，近距眼位为11 eso，近距融像范围 BI 为 6/14/8，那么根据1∶1法则定义近距 BI 恢复值8，至少要达到内隐斜量11才能满足患者的双眼单视阅读舒适区。另外，可由1∶1法则给予患者缓解棱镜处方，公式如下：

棱镜量 BO(P)＝(内隐斜量－BI 恢复值)/2

若 P 为负值，则代表符合法则要求，无须使用棱镜。

3. Percival 法则

表示为聚散范围较少部分的模糊点是否有较大部分的模糊点的一半或以上，若有则符合该法则，无则不符合。而不管是聚散范围较少还是较大部分，我们都要以 BI 或 BO 方向来同时观察，就不仅仅是一个方向进行评估了。举例说明：

【例1-3】一个基本型内隐斜患者，近距离眼位是 8 eso、远距眼位 7 eso，且近距融像范围 BI 为 8/14/4，BO 为 28/38/17，远距融像范围 BI 为 X/5/2，BO 为 22/34/14。根据 P 法则：近距 BI 模糊点（较少部分）至少是近距 BO 模糊点（较大部分）的一半，才符合 P 法则，即 BI 模糊值8要提高到14(BO 模糊值一半)才能达到 P 准则的双眼单视舒适区。同样，远距 BI 破裂点也要至少达到远距 BO 模糊值22的一半（即11），才符合 P 法则要求。因此，P 法则的棱镜处方公式可总结如下：

$$棱镜量(P)＝(G－2L)/3$$

其中，G 代表水平两侧界限宽度中较大的一侧（BI 或 BO 侧）；L 代表水平两侧界限宽度中小的一侧。

若 P 为负值或等于零，则代表符合 P 法则，无须使用棱镜矫正就已达到双眼单视舒适区域。

通过各个法则得到的棱镜度数，视光师也可利用棱镜度与附加球镜的公式，为集合过度或散开过度的患者进行附加球镜的处理方法，附加球镜公式为：

$$S＝P/A$$

其中，S 代表附加球镜度数；P 为棱镜度数；A 为 AC/A 比率。

【例1-4】一名集合过度患者需要近附加正球镜作为双眼视处理解决的方案，通过1∶1法则计算得出其所需棱镜处方是 $5^{\triangle}$，且梯度性 AC/A 比率为7，则根据公式 S＝P/A 得：S＝5/8＝0.714D，则可近附加值为＋0.75D。

注意事项

1. Shrewd's 法则适用于对内隐斜和外隐斜的评估，但常用于对外隐斜双眼单视舒适区的评估。

2. 1∶1法则只适用于对内隐斜的评估。

3. Percival 法则常用于对内隐斜双眼视异常的评估。

4. 验配棱镜时一般将棱镜度数均分于患者双眼，若不能形成均分则可让非主导眼"多分一点"棱镜度数。

表1-4 双眼视"三大"法则汇总

法则	含义	棱镜公式	适用类型
Shrewd's 法则	表示融像性辐辏的储备至少为隐斜量的两倍	棱镜量(P)=(2×隐斜量－BI(BO)模糊量)/3	内、外隐斜都适用,常用于外隐斜评估
1∶1 法则	表示 BI 的恢复值至少与内隐斜量一样大	棱镜量 BO(P)=(内隐斜量－BI恢复值)/2	只适用于内隐斜评估
Percival 法则	表示为聚散范围较少部分的模糊点是否有较大部分的模糊点的一半或以上	棱镜量 P=(G－2L)/3,其中,G代表水平两侧界限宽度中较大的一侧(BI 或 BO 侧);L 代表水平两侧界限宽度中小的一侧	常用于内隐斜评估

1.5 双眼视异常主要处理方法

项目目标

1. 熟悉双眼视异常的主要视光学处理方法。
2. 了解屈光矫正、视觉训练以及缓解棱镜的视光学矫正方法,对于解决双眼视异常的各自特点。

项目准备

了解视光学基础知识。

项目内容

双眼视异常的视光学处理方法主要有 4 种,分别为屈光矫正、视觉训练、缓解棱镜和附加球镜。

1. 屈光矫正

屈光矫正是双眼视异常处理最根本也是最基础的方法。一方面双眼视的检查建立在精准的验光条件之下;另一方面针对内、外斜使用正或负球镜能有助于患者改善双眼视,也有助于改善其眼位。例如,外隐斜合并近视的患者就应该给予近视足矫,这样可以增加调节性集合使得其外斜的眼位得到改善。因此屈光矫正是最重要,也是最常见的双眼视异常的矫正方法。

2. 视觉训练

视觉训练指通过物理训练方法使得眼睛和大脑相应的视觉功能得到提高的方法,是一种无创的视光学处理方法。视觉训练常用于非斜视性双眼视异常中,也会在斜视性双眼视异常和弱视等患者中作为辅助方法使用。视觉训练相关手段可以帮助患者得到视觉能力的提高。其中非斜视性双眼视异常中,外隐斜的患者运用视觉训练能取得较为不错的效果。

3. 缓解棱镜

缓解棱镜指的是运用棱镜的矫正方式暂时改善患者的双眼视异常,如暂时解决患者的复视视觉异常。外斜视的患者需要运用底朝内(BI)的棱镜,而内斜视的患者则通过底朝外（BO）的棱镜缓解或改善双眼视问题。由此可见，棱镜只能为双眼视异常的患者起到暂时缓解症状的作用，而不能达到治疗的目的，甚至常戴者会加重其斜视的度数。故棱镜对于斜视患者而言，更多是解决短暂的视觉问题，而不能起到长期的治疗目的，一般视光医生也不建议患者长期配戴棱镜进行矫正。

4. 附加球镜

双眼视异常视光学处理方法中，附加球镜也是常见的视光学处理方法。附加球镜包括了正球镜和负球镜附加，正球镜附加针对内隐斜患者（集合过度）的使用，而负球镜附加则使用于外隐斜患者（散开过度），而调节功能异常调节不足患者也常通过正球镜近附加来缓解看近困难和视疲劳症状。故可总结为 AC/A 高的聚散功能异常和调节功能异常调节不足患者适用于球镜附加。

注意事项

1. 应理解屈光矫正中正/负球镜与眼位内/外方向之间的关系，才能做到针对斜视患者个性化屈光矫正的问题。

2. 应理解棱镜在双眼视异常患者中的作用，在使用棱镜进行双眼视异常的矫正时，应综合权衡其所带来的利弊问题。

3. 利用附加球镜作为视光学处理办法时，不仅要符合双眼视异常类型的适应征，还要综合考虑到患者年龄、屈光状态和配镜需求等因素。

项目总结

屈光矫正是双眼视异常患者最基本、最容易实现的视光学矫正方法，而视觉训练则为患者提供了无创的解决方法，尤其是对非斜视双眼视异常患者而言效果甚佳，棱镜则为短暂实现改善双眼视问题提供了视光学方法，但棱镜只能起到缓解作用而非治疗。

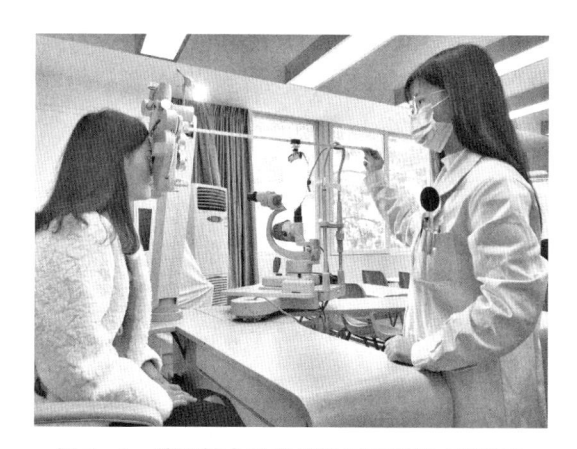

图 1-1 使用综合验光仪进行双眼视功能检查

1.6 视觉训练的作用与分类

项目目标

1. 了解视觉训练在视光学中的作用,熟悉视觉训练在双眼视功能中扮演的角色。
2. 掌握相关视觉训练的总体分类,了解相关类型视觉训练项目的相应作用。

项目内容

1. 视觉训练是眼视光学重要的视光矫正方法之一,常用于双眼视功能的临床矫治中。视觉训练的方法主要在以下几类双眼视异常中应用:调节功能异常(眼睛聚焦问题)、聚散功能障碍(双眼协同工作能力差)、斜视性双眼视觉异常、弱视造成的异常双眼视、眼球运动障碍(眼球运动失常)、视觉信息处理障碍以及手眼协调障碍,甚至是脑损伤引起的视功能障碍等,资深的视光医生都会根据具体双眼视异常的情况制定具有个性化的视觉训练方案,通过视觉训练的手段来帮助患者改善双眼视。

2. 真正的视觉训练不仅仅是改善视功能,其作用更多的是把视觉与脑知觉、脑中枢、身体行为紧密联系起来,目标是完善视觉认知系统、加强视知觉系统与大脑中枢肢体反馈系统的协调能力。改善视觉行为,从更深层次而言,甚至能改变个体人生的宽度和高度。

3. 视觉训练作用的终点具体可表现为:首先,提高患者调节及聚散功能,改善非斜视性双眼视异常所带来的困扰;其次,帮助与双眼视功能异常相关的学习困难的患者,让患者能更有效运用舒适视觉去学习;最后,视觉训练能帮助患者改善或提高视觉技能、提高视觉舒适度、改善患者处理和整合视觉信息的过程。

4. 视觉训练的方法与种类很多,目前主要的视觉训练所用的仪器或设备见表1-5,主要分为以下几种类型:

(1) 纸、笔及综合训练:主要是利用一些视标道具、卡片纸张道具和球类等进行视觉训练。

(2) 互补色和偏振片:主要是利用立体图与红绿阅读单位等进行视觉训练。

(3) 隔板和孔隙:主要是运用分离仪或存在裂隙的道具进行视觉训练。

(4) 立体镜:运用实体镜等进行视觉训练。

(5) 透镜和三棱镜:利用正/负球镜和相关三棱镜镜片进行视觉训练。

(6) 后像、内视力及电生理技术:通过强光刺激眼睛等光学和电生理的原理进行的视觉训练。

（7）计算机等人工智能辅助：利用计算机等人工智能设备甚至是 VR 技术的视觉训练技术。

表 1-5 常见视觉训练相关仪器设备（按设备类型分类）

仪器设备类型	视觉训练产品
纸、笔及综合训练	1. Hart 字母远近字母表 2. 聚散球 3. 救生圈卡 4. 集合卡 5. 偏心圆卡 6. 追踪、扫视、注视练习本等
透镜和三棱镜	1. 球镜、棱镜翻转拍 2. 球镜、棱镜 3. 排镜
互补色和偏振片	1. 立体图 2. 矢量图 3. 红绿阅读单位
隔板和孔隙	1. 裂隙尺 2. Remy 分离仪
立体镜	1. 单侧实体镜 2. 范围系列立体镜
后像、内视力及电生理技术	1. 海丁格刷 2. 后像仪 3. 视觉刺激仪
计算机等人工智能辅助	1. 家庭训练软件 2. VR 训练 3. 红绿眼镜相关的计算机阅读单位

5. 以上是根据视觉训练所用的仪器设备类型进行分类，若以视觉训练所达到的效果可以分为以下几类：调节功能训练、聚散功能训练、融像范围训练、正位视训练、脱抑制训练、注视性质的训练、眼球运动训练、手眼协调或视感知的训练等。因此视觉训练不仅仪器设备种类繁多，而且视觉训练的方法目标也丰富多彩，视光学离不开视觉训练的方法，视觉训练也离不开视光学的理论方法。

注意事项

1. 视觉训练的实施有赖于缜密详细的视功能检查与分析，后续章节会相继提及。
2. 视觉训练的进行需要有相关方案和计划的支持，有针对性的视觉训练方案是视觉训练有效施行的保障。后续章节也会深入讲述如何进行视觉训练方案的制定等相关内容。

小百科

视觉训练定义

视觉训练,也称为视觉治疗,是通过光学、心理物理学等方法训练双眼调节功能、集合功能、眼球运动功能以及两者的协调性,从而提高双眼视觉系统的应用能力,改善及治愈视疲劳、眼球运动障碍、阅读障碍等双眼视觉疾病。

章节总结

本章节主要讲述了双眼视功能分析与处理总体进行的流程概述,双眼视功能的分析首先要掌握基本的实施流程;其次要对所有涉及双眼视的数据或参数做到深刻的把握;接着还需要熟悉相关双眼视分析的方式与常用法则;然后对于分析完毕的双眼视患者要有个性化的视光学矫正方法;章节的末尾也讲述了视觉训练的基本概述和介绍了相关视觉训练的设备仪器。

第 2 章

异 常 双 眼 视 分 析 处 理 教 程

调节功能异常分析与处理

2.1 概述

项目目标

1. 了解调节功能异常概念和调节异常的分型。
2. 理解调节异常相关基本知识,为后续调节功能异常分析做知识储备。

项目准备

熟悉双眼视调节功能相关参数。

项目内容

一、调节的几个重要概念

1. 调节

调节指通过改变眼屈光系统的屈光力,以使不同距离的目标清晰成像在视网膜上,从而看清不同距离目标的过程或能力。

2. 调节力与年龄关系

人眼的调节力和睫状肌功能与晶状体弹性紧密相连,随着年龄的增长,睫状肌功能和晶状体弹性会随之下降。因此,人眼的调节力与年龄息息相关,调节的能力与年龄大小呈负相关关系,即年龄越大其能使用的调节力越少。一般从10岁开始人眼的调节力就开始下降,下降到一定程度或到达一定的年龄就会因调节力不够而出现老视症状。

3. 近反射三联动

近反射三联动指当眼睛近距离视物时,为了能看清近处的物体,从而产生调节、集合及瞳孔缩小的过程。由此看出,一方面近距离工作会诱发调节,而且会产生大量调节;另一方面,调节与集合也有着千丝万缕的联系。

4. 调节功能异常

调节功能异常也称非老视者的调节障碍,指在年龄上还未达到老视的标准,但已出现调节功能的问题,会出现与近距离工作有关的视力模糊、视疲劳或眼部不适等症状。

5. 老视

老视属于生理现象,是由于年龄增长而晶状体逐渐硬化、弹性减退以及睫状肌功能逐渐减低,导致眼调节功能下降,视近困难的生理症状。

二、调节功能异常临床症状与分类

1. 调节功能异常症状的表现常与近距离工作相关,与调节功能异常相关的临床表现可总结为:阅读不清、视物模糊、不能长时间近距工作或视近易视疲劳,甚至为眼部酸胀等非特异性的症状。

2. 评估调节功能异常的相关参数主要有以下 5 个指标:① 正/负相对调节(NRA/PRA);② 调节反应(BCC)情况;③ 调节幅度(AMP);④ 调节灵活度;⑤ 单眼调节刺激与放松能力。

3. 根据调节特性以及患者调节异常情况可将调节功能异常具体分为以下 4 类:① 调节不足(Accommodative insufficiency);② 调节不能持久(Un-Sustained accommodation);③ 调节过度(Accommodative excess);④ 调节灵敏度不足(Accommodative infacility)。

注意事项

1. 需分清调节力与调节幅度(图 2-1)的区别,理清两者的关系。
2. 调节功能异常是指非老视性的调节障碍,临床工作中需与老视的调节功能异常相鉴别。

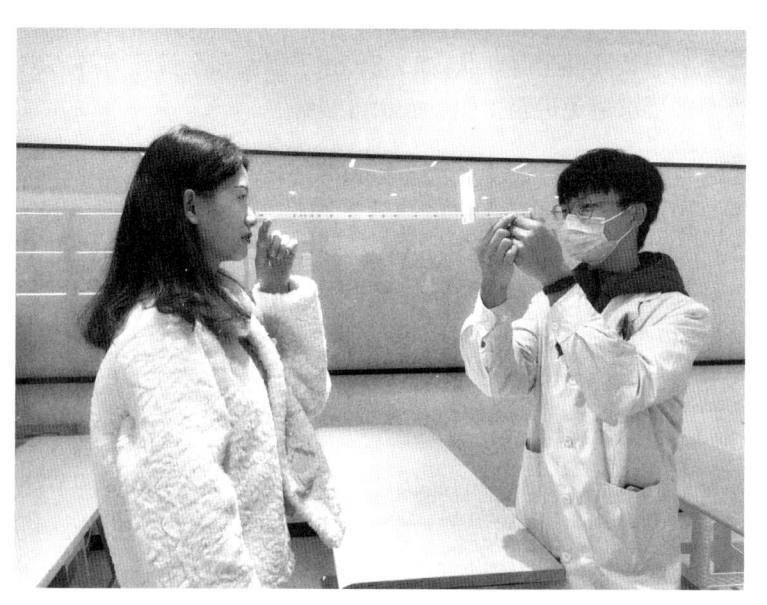

图 2-1 调节尺检查调节幅度

2.2 调节不足

项目目标

1. 熟悉调节不足的临床表征。
2. 掌握调节不足的诊断指征。
3. 掌握调节不足的相关处理方法和原则。

项目准备

1. 熟悉双眼视调节功能相关参数。
2. 熟悉双眼视异常处理视光学方法。

项目内容

1. 调节不足临床表现

患者多为容易感受到视疲劳,尤其是在近距离工作较久后尤为明显。偶尔也可有畏光并伴有一系列非特异性全身症状,如头痛、脖子僵硬和全身乏力等。患者也会主诉常为视疲劳严重或要求避免近距工作后症状可缓解。

2. 诊断调节不足的指征

主要是与调节功能相关参数下降的改变。满足:① 正相对调节(PRA)异常,PRA 小于 $-1.50D$;② 调节幅度异常(AMP),AMP 小于年龄最小调节幅度 2D 以上;③ 调节反应(BCC)滞后,即 BCC 大于 $+0.75D$;④ 单眼球镜翻转拍负镜难通过;⑤ 若单眼调节不足,也可表现为单眼的调节能力下降。以上前三个条件为诊断调节不足的必要条件,若具备前三个指征,则可诊断患者为调节功能异常中的调节不足问题。

3. 调节不足处理方法与原则

主要目的是改善调节不足患者的症状,即消除视疲劳症状,改进调节能力。首先要屈光矫正,选择合适屈光矫正的屈光度,远视应足矫而近视眼避免过矫;其次要做视觉训练,主要是针对调节功能的训练,如负镜片阅读、镜片排序、翻转拍以及推近训练等。最后如果调节幅度不满足视近的需要或视觉训练效果不明显时,则视近时眼镜光度需要正镜附加或专门配戴近用眼镜。正镜附加值可根据 FCC 法和调节幅度 1/2 储备原则进行计算附加。

项目总结

调节不足		
临床症状	诊断指征	处理方法
1. 视疲劳 2. 希望避免近距离工作 3. 视物模糊	1. PAR<-1.50D 2. AMP<年龄最小调节幅度2D 3. BCC>+0.75D(调节滞后) 4. 单眼球镜翻转拍负镜难通过	1. 屈光矫正 2. 视觉训练:调节功能训练（调节刺激方向） 3. 正球镜附加

2.3 调节不能持久

项目目标

1. 熟悉调节不能持久的临床表征。
2. 掌握调节不能持久的诊断指征。
3. 掌握调节不能持久的相关处理方法和原则。

项目准备

1. 对双眼视调节功能相关参数需要熟悉。
2. 对双眼视异常处理视光学方法需要熟悉。

项目内容

1. 调节不能持久临床表现

与调节不足患者类似。患者常主诉近距离工作不能持久,长时间近距视物会呈现视力下降、阅读变模糊等症状。病人在阅读初期视力可表现为正常,随着时间延长会每况愈下。

2. 诊断调节不持久的指征

主要与调节功能相关参数下降的改变。相关的调节功能参数的改变与调节不足相似,主要的不同点为调节不能持久的调节幅度(AMP)可表现为正常。而正相对调节(PRA)异常,调节反应(BCC)表现为滞后,即 BCC>+0.75D,单眼球镜翻转拍则负镜难通过。基本与调节不足的相关参数相似,因此需要注意进行鉴别诊断,其鉴别诊断的关键就在于调节幅度(AMP)的情况。值得注意:调节幅度在开始测量时可表现为正常,但如果反复测量,很有可能表现为暂时性的异常,故需在检查时注意。

3. 调节不能持久的处理方法与原则

和调节不足相似。首先要进行合适的屈光矫正;其次进行调节功能相关的视觉训练;最后在视觉训练效果不佳且临床症状明显情况下,可考虑近距离的正球镜附加。

注意事项

1. 调节不足与调节不能持久之间的鉴别诊断。
2. 调节不足与调节不能持久临床表现的区分。

项目总结

调节不能持久		
临床症状	诊断指征	处理方法
1. 视近久易视疲劳 2. 希望避免近距离工作 3. 视物模糊	1. PAR<－1.50D 2. BCC>＋0.75D(调节滞后) 3. 单眼球镜翻转拍负镜难通过 4. AMP 可正常	1. 屈光矫正 2. 视觉训练：调节功能训练（调节刺激方向） 3. 正球镜附加

2.4 调节过度

项目目标

1. 熟悉调节过度的临床表征。
2. 掌握调节过度的诊断指征。
3. 掌握调节过度的相关处理方法和原则。

项目准备

1. 对双眼视调节功能相关参数需要熟悉。
2. 对双眼视异常处理视光学方法需要熟悉。

项目内容

1. 调节过度的临床表现

患者会表现为阅读时常常出现重影,且伴有一些眼部的不适。患者在门诊时会常主诉近距离工作久后看远模糊,且伴有眼胀和轻微头痛感。值得注意的是儿童的调节过度可能会造成调节性近视,但当调节过度的症状得到改善后,其调节性近视就会消失。

2. 调节过度的指征

主要是与调节功能相关参数下降的改变有关。满足:① 负相对调节(NRA)异常,即 NRA<+1.50D。② 调节反应(BCC)超前,BCC≤−0.25D。③ 单眼球镜翻转拍正镜难通过。④ 若单眼调节过度,也可表现为单眼的调节放松能力下降。⑤ 由于调节过度使得调节难以得到放松,从而聚散系统也会相应受到影响,故有时看近眼位表现为高度外隐斜。满足以上前三点指征,则可诊断为调节功能异常的调节过度问题。

3. 调节过度的处理方法与原则

主要的处理原则是改善调节功能异常的情况,即让患者的调节功能趋于正常,使患者调节放松的能力趋于稳定。首先应进行合适的屈光矫正,如近视眼患者应足矫;其次要进行相应的视觉训练,主要是调节功能方面的训练,训练的目的是主动让患者眼调节状态得到较好的放松,如进行正球镜的镜片阅读、镜片排序、翻转拍训练等;最后可利用药物的手段使患者的调节达到放松的状态,如晚上睡前使用低浓度的睫状肌麻痹药物,使用此药物时,一定要在眼视光医生的指引下进行。另外需注意的是,调节过度的患者往往是近距离工作强度较大,故嘱咐其调整工作时间及强度对于此类患者也尤为重要。

注意事项

应关注并理清调节过度与儿童调节性近视之间的关系。

项目总结

调节过度		
临床症状	诊断指征	处理方法
1. 阅读出现重影 2. 近距工作久后,视远模糊 3. 轻微眼胀、头痛	1. NRA<+1.50D 2. BCC≤-0.25D(调节超前) 3. 单眼球镜翻转拍正镜难通过	1. 屈光矫正 2. 视觉训练:调节功能放松能力训练 3. 药物治疗

调节功能及其检查		
功能	测量参数	测量方法
调节范围与调节力	调节幅度	移近法、负镜法
相对调节	正负相对调节	NRA,PRA 测量
调节刺激与调节反应	调节反应	MEM,FCC 法
调节灵敏度	调节灵敏度	Flipper

Donder 表格(调节幅度与年龄的关系)					
年龄	调节力	年龄	调节力	年龄	调节力
10	14	35	5.5	60	1.00
15	12	40	4.5	65	0.50
20	10	45	3.5	70	0.25
25	8.5	50	2.5	75	0.00
30	7	55	1.75		

2.5　调节灵敏度不足

项目目标

1. 熟悉调节灵敏度不足的临床表征。
2. 掌握调节灵敏度不足的诊断指征。
3. 掌握调节灵敏度不足的相关处理方法和原则。

项目准备

1. 熟悉双眼视调节功能相关参数。
2. 熟悉双眼视异常视光学处理方法。

项目内容

1. 调节灵敏度不足的临床表现

最常见的症状是视远视近之间的切换比较困难，即看远看近间的切换需要一定时间进行聚焦才能看得清。患者常主诉：看近后会出现短时性远距离视力模糊或看远后出现短时近视力的模糊。

2. 调节灵敏度不足的指征

主要以调节功能相关参数异常为主。满足：① 单眼球镜翻转拍正/负球镜通过皆困难。② 其余调节功能参数可表现为正常。③ 正/负相对调节可能表现为异常。因此，调节灵敏度不足主要的指征就是单眼球镜翻转拍正/负球镜难通过，而其他调节功能参数可表现为正常。

3. 调节灵敏度不足的处理方法与原则

主要的处理原则为改善患者的调节的灵活度。首先要进行合适的屈光矫正，在屈光矫正的基础上才能进行后续的治疗。其次要通过视觉训练的方法达到改进灵活度的目的，训练调节灵敏度的主要方法是球镜翻转拍与 Hart 远近字母表。调节灵敏度不足的处理核心方法实质就是进行有效的视觉训练，调节摆动训练能有效改进灵活度的速率，进而改进调节潜力和速度，缓解眼部症状。

注意事项

需要注意调节灵敏度不足的诊断指征。

项目总结

调节灵敏度不足		
临床症状	诊断指征	处理方法
主要为视近后出现短时性远距离视力模糊或看远后出现短时近视力的模糊	单眼球镜翻转拍正/负球镜皆难通过	1. 屈光矫正 2. 视觉训练：调节灵活度的训练

2.6 老视

项目目标

1. 理解老视的相关概念。
2. 熟悉老视的临床表征。
3. 掌握老视相关视光矫正和验光方法。

项目准备

1. 熟悉调节功能相关的参数。
2. 熟悉视光学基础矫正方法。
3. 掌握验光的基本理论与方法。

项目内容

一、有关老视的相关概念

1. 调节近点(NPA)

调节近点指调节能力的上限,即看近时能看清楚的最近一点的位置,也可以称为调节幅度最大值时所处的位置,老视的临床表现与调节近点直接相关。

2. 老视的表述

随着年龄的增长,一般到达 40 岁后,调节能力已经下降到一定程度,使得调节近点远移、调节幅度降低至不能维持正常的近距离阅读,即为老视的具体临床指征。

二、老视的临床表征

1. 近距离工作开始出现困难,具体表现为原来习惯距离看得清的小字,变得看不清或有重影,即视近困难。
2. 近距离工作会更依赖于照明,更亮的照明会让老视者视物更清更舒适。
3. 近距离工作不能持久,近距工作时间长后,易表现为眼胀、眼酸等眼部不适。
4. 近距离工作时,原来习惯的阅读距离会更远移。

三、老视的视光学矫正方法

1. 配戴老视眼镜(单光镜)或视远眼镜进行正球镜近附加(双光镜),此为老视患者普遍使用的方法。
2. 配戴多焦点的接触镜也可矫正老视问题。
3. 近视眼主导眼屈光度足矫正而非主导眼近视欠矫正,形成双眼交替视,从而达到一副眼镜解决看远看近问题。此方法因为涉及不等像、双眼平衡及视觉耐受力等问题,故一般不建议使用此老视处理方法。
4. 屈光手术进行老视矫正。
5. 相关药物(处于研发阶段,还未证实安全有效)。

四、老视的验光方法

1. 经验法

近附加(ADD)=(年龄-30)/10;经验法主要是根据调节幅度公式来推算该年龄的调节幅度,从而根据不同年龄得出的近附加度数(该公式年龄应为40~60岁,60岁以上按60岁计算)。

2. 1/2储备法则

ADD=工作距离的调节刺激量(即1/调节距离)-AMP/2;该公式的意思为看近处所需的调节量,应符合该老视者所拥有的调节幅度的一半,才是老视者的舒适阅读范围。若调节幅度的一半少于近处阅读所需的调节量,则需要进行近附加才能获得清晰阅读视力。

3. 融像性交叉柱镜法(FCC法)

通过测量患者的调节滞后的量来确定其所需的ADD。

五、老视的近附加的精确

1. 何为精确近附加?

以上方法测得的ADD值我们通常称为试验性ADD(试验性近附加),精确的ADD值还需利用到正/负相对调节的数据。我们之所以会利用PRA和NRA的值作为进一步精确近附加的方法,是因为一方面正/负相对调节的平衡,可以尽可能使老视者双眼接收的刺激或放松能力保持相对一致;另一方面可以把老视值确定在老视者的双眼单视清晰区。

2. 如何进行近附加的精确?

视光师应根据试验性ADD的基础上,再进行NRA与PRA的测量。

精确性ADD=试验性ADD+(NRA与PRA的代数和)/2。

如:在40 cm处试验性近附加为+2.25D,在此基础上测得的NRA=+0.50D,

PRA＝－1.00D,则精确性 ADD＝2.25＋(0.50－1.00)/2＝＋2.00D。

注意事项

1. 老视的视光学矫正方法基本为框架眼镜。
2. 老视经验法测定 ADD 有限定年龄。
3. 老视试验性 ADD 与精确性 ADD 的联系。
4. 应特别注意双眼矫正视力差别较大的老视患者 ADD 确定。

项目总结

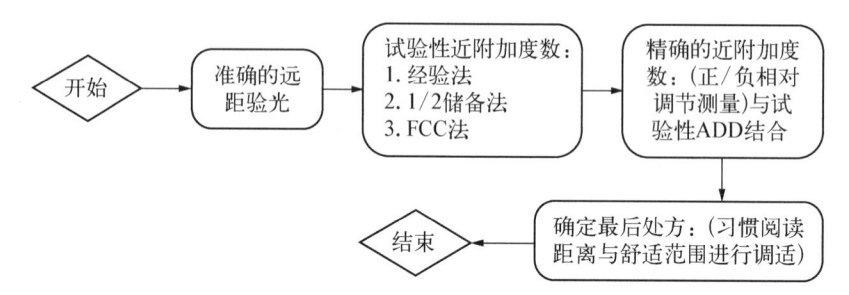

图 2-2 老视验光流程

表 2-1 老视

老视	
基本概念	老视属于生理现象,是由于年龄增长而晶状体逐渐硬化、弹性减退以及睫状肌功能逐渐减低导致眼调节功能下降,视近困难的生理症状
临床表现	1. 视近困难 2. 依赖照明 3. 近距工作不能持久
验光方法	1. 经验法 2. 1/2 储备法 3. FCC 法

表 2-2 与年龄变化有关的调节幅度公式

最大调节幅度	25－0.4×年龄
平均调节幅度	18.5－0.3×年龄
最小调节幅度	15－0.25×年龄

章节总结

表2-3 调节功能异常类型的诊断指征及临床表征

	调节幅度	调节灵敏度	调节反应	正相对调节	负相对调节	临床表现
调节不足	低于年龄最小调节幅度2D以上	单眼负镜难通过	调节滞后	下降	正常	1. 视疲劳 2. 希望避免近距离工作 3. 视物模糊
调节不能持久	开始检查时可表现为正常,反复测试则调节幅度会下降	开始可正常,近距工作久后则单眼负镜难通过	开始正常,近距工作久后表现调节滞后	下降	正常	1. 视近久,易视疲劳 2. 希望避免近距离工作 3. 视物模糊
调节过度	正常	单眼正镜难通过	调节超前	正常	下降	1. 阅读出现重影 2. 近距工作久后视远模糊 3. 轻微眼胀、头痛
调节灵敏度异常	正常	单眼正/负镜皆难通过	正常	可能下降	可能下降	主要为视近后出现短时性远距离视力模糊或看远后出现短时近视力的模糊

> **小阅读**
>
> **深入学习贯彻党的二十大精神,强化现代化眼视光技能人才支撑**
>
> 教育是国之大计、党之大计。党的"二十大"报告指出"我们要坚持教育优先发展、科技自立自强、人才引领驱动,加快建设教育强国、科技强国、人才强国,坚持为党育人、为国育才,全面提高人才自主培养质量,着力造就拔尖创新人才,聚天下英才而用之。"同时,针对实施人才强国战略,发展高素质技能人才又提出:"培养造就大批德才兼备的高素质人才,是国家和民族长远发展大计。""加快建设国家战略人才力量,努力培养造就更多大师、战略科学家、一流科技领军人才和创新团队、青年科技人才、卓越工程师、大国工匠、高技能人才。"
>
> 现代化眼视光技能人才是能够从事服务于全生命周期眼健康管理、精准医学验配、近视防控解决方案、视功能检查及康复训练等方面的高素质应用型专业人才,是满足当下及未来人民群众日益增长的视力保健服务的迫切需求。
>
> 为此,需要国家、专业院校及相关行业共同推动眼视光技术专业(群)建设,深化科技创新与产业发展深度融合,促进人才培养和科研资源共享,优势互补、共同发展,为"'十四五'全国眼健康规划(2021—2025年)"等国家战略计划的落实落地提供强有力的人才支撑,为眼视光专业教育与产业高质量发展探索出更多的新技术、新路径、新方案。

第 3 章

异常双眼视分析处理教程

非斜视性双眼视异常分析与处理

3.1 概述

项目目标

1. 了解非斜视性双眼视异常的概念及具体分类。
2. 了解聚散系统相关基础概念及功能简介。
3. 了解非斜视性双眼视异常的处理方法。

项目准备

1. 具备视光学相关基础理论。
2. 了解双眼视分析基本流程。
3. 熟悉双眼视功能相关参数的意义及正常值。

项目内容

一、聚散功能的几个重要概念

1. 集合（Convergence）

眼睛在视近时产生调节，同时引起双眼内转的行为，可称为集合。集合主要由眼外肌中的内直肌完成，值得注意的是根据近反射三联动原理，调节和集合是联动的，而集合与调节之间关系的枢纽主要是 AC/A 比率。

2. 集合的分类

主要分为张力性集合（Tonic convergence）、调节性集合（Accommodative convergence）、融像性集合（Fusional convergence）、近感性集合（Proximal convergence），其中张力性集合在眼睛睁开时就会存在，有维持看远眼位的作用；调节性集合指的是集合运动对固视目标产生调节时，就会引起调节性集合，其往往会影响看近时的眼位，大小与 AC/A 比率相关；融像性集合多为眼位不正时产生，是为了形成双眼单视而不发生复视的行为，外斜视产生正融像性集合、内斜视产生负融像性集合；近感性集合则在看近时表现明显，主要是由于心理上对目标趋近的反应。

3. 双眼单视功能

外界物体在两眼视网膜对应点所形成的像,经过大脑视觉中枢融合为一,呈现出一个完整的立体物像的功能,称为双眼单视功能。双眼单视功能分为三级视功能:一级同时视功能、二级融像功能和三级立体视觉功能。双眼单视是正常双眼视觉的基础功能,也是解决异常双眼视所需要达到的目标之一。

4. 非斜视性双眼视异常

由非斜视性因素所造成的双眼单视功能的完整性发生的障碍,即为非斜视性双眼视觉异常。我们需要通过双眼视的检查、分析、诊断以及处理等方法流程来解决相关双眼视异常。

二、非斜视性双眼视异常分类

1. 内隐斜

集合过度(Convergence Excess)(主要视近时的问题);散开不足(Divergence Insufficiency)(主要是看远时的问题);基本型内隐斜(Basic Esophoria)(看远看近的症状程度相近)。

2. 外隐斜

集合不足(Convergence Insufficiency)(主要视近时的问题);散开过度(Divergence Excess)(主要是看远时的问题);基本型外隐斜(Basic Exophoria)(看远看近的症状程度相近)。

3. 融像性聚散功能异常(Fusional Vergence Dysfunction)

此类双眼视异常可无眼位的异常,因此其视远与视近的症状程度相近。

4. 假性集合不足(Pseudoconvergence Insufficiency)

此类双眼视异常实际是调节功能障碍所引起的集合异常的结果,即调节不足引起的集合不足现象。故症状和相关检查参数与集合不足相似,但该类异常实质为调节功能异常,而集合功能异常则是被调节不足而诱发导致。

三、非斜视性双眼视异常分析流程

1. 总体流程可参照第1章第2节分析方法。总体流程分为三部分:首先为视光问诊与双眼视功能检查,其中问诊部分的双眼视异常临床表征可参照第1章第1节(表1-1双眼视初诊临床症状分析表),即患者的就诊主诉;然后为双眼视功能分析与诊断,具体根据视功能所检查的数据与患者临床表征结合进行诊断;最后则为视光学矫正处理,根据具体诊断结果个性化为患者采取屈光矫正、球镜附加、视觉训练及棱镜等视光矫正方法对异常双眼视进行处理解决。

2. 非斜视性双眼视异常主要处理方法:① 屈光矫正;② 球镜附加;③ 视觉训练;④ 棱镜缓解。

注意事项

1. 集合和调节之间存在一定的联动关系，虽然调节功能障碍和聚散功能障碍的分类与诊断有所区分，但常常也会因调节与集合的联动关系，造成调节与集合功能相互影响的结果。如假性集合不足就是典型的例子，由调节功能障碍导致的集合问题的出现，实质就是调节功能的异常。在双眼视临床诊断中需引起关注。

2. 非斜视性双眼视异常临床表征更多表现在视觉质量上，而非视力。

项目总结

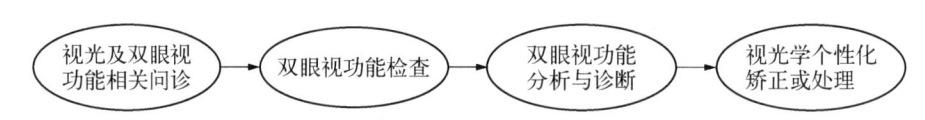

视光及双眼视功能相关问诊 → 双眼视功能检查 → 双眼视功能分析与诊断 → 视光学个性化矫正或处理

图3-1 非斜视性双眼视异常诊疗流程

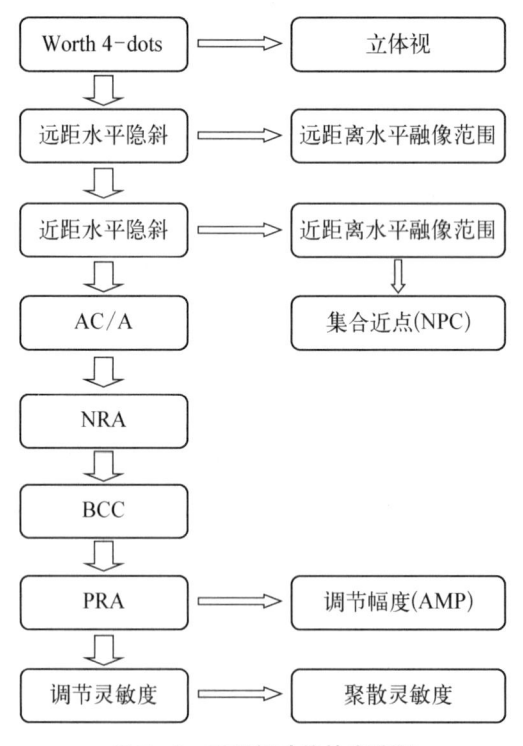

Worth 4-dots → 立体视
↓
远距水平隐斜 → 远距离水平融像范围
↓
近距水平隐斜 → 近距离水平融像范围
↓
AC/A → 集合近点(NPC)
↓
NRA
↓
BCC
↓
PRA → 调节幅度(AMP)
↓
调节灵敏度 → 聚散灵敏度

图3-2 双眼视功能检查流程

第 3 章
非斜视性双眼视异常分析与处理

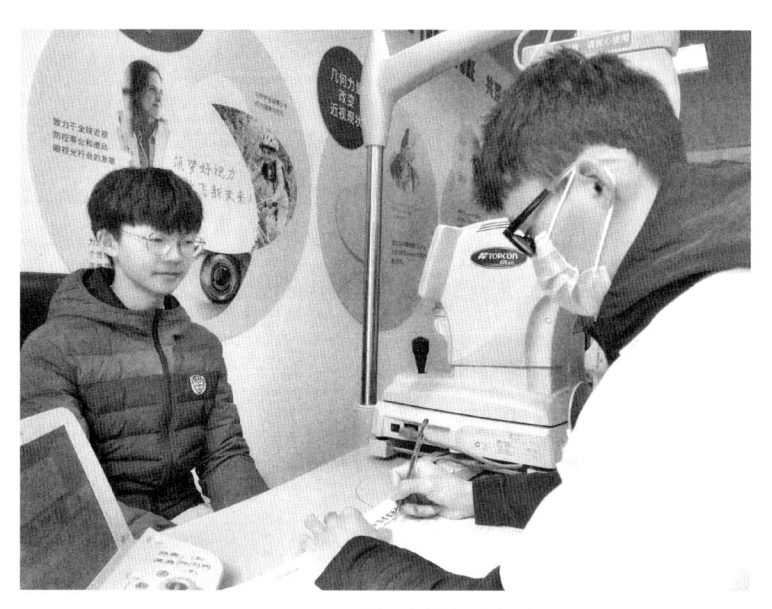

图 3-3 双眼视功能相关问诊

3.2 集合不足

项目目标

1. 熟悉集合不足的临床表征。
2. 掌握集合不足的诊断指征。
3. 掌握集合不足的相关处理方法和原则。

项目准备

1. 熟悉双眼视聚散功能相关参数。
2. 熟悉双眼视异常处理视光学方法。

项目内容

1. 集合不足的临床表现

主要的症状都与近距离工作或阅读有关。常见的临床表现有眼部视疲劳，短时间阅读后会出现头痛症状，视力模糊、复视、困倦，甚至是注意力难以集中。患者常主诉视近时，常有重影发生甚至感觉到字体扭曲跳动，很难集中注意力且希望避免近距工作，严重时眼睛还会感到有牵拉紧张感。

2. 集合不足的诊断指征

集合不足的指征主要是正融像性辐辏不足以维持视近舒适的双眼视状态。满足：① 看近时，外隐斜大于看远时 $4^\triangle$ 以上，且近用眼位通常大于 $8^\triangle$ exo；② 集合近点远移，即集合近点（NPC）一般会大于 10 cm；③ AC/A 比率较低，即 AC/A＜3；④ 正融像性储备降低；⑤ 负相对调节（NRA）可降低；⑥ 调节反应（BCC）可表现为超前；⑦ 双眼球镜翻转拍可表现为正镜通过困难；⑧ 聚散灵敏度可表现为 BO 方向通过困难。若满足以上指征中前 3 个指征者则即可诊断为集合不足，而其他指征则是由集合不足所相继诱发的，故在测量相关参数时也可能会表现出异常。

3. 集合不足的处理方法与原则

集合不足的首选治疗方案应选择视觉训练，一方面视觉训练对于外隐斜而言效果较好；另一方面视觉训练是一种无创的，且能增强大脑控制眼睛使用的能力。视觉训练的目的主要是增强正融像性集合能力,训练的起始与效果也可使用 Sheard's 法则去评估。其次,进行合适的屈光矫正可达到消除部分症状的效果,如集合不足合并近视的患者尽量做到近视足矫;最后,如果遇到不愿视觉训练或有特殊情况的患者,也可配戴 BI 方向棱镜进行症状的缓解。

注意事项

1. 在临床工作中,集合不足是较为常见的非斜视性双眼视异常。
2. 需要甄别集合不足所引起调节功能异常的情况。

项目总结

集合不足		
临床症状	诊断指征	处理方法
1. 近距工作有复视、视力模糊 2. 易视疲劳,注意力难以集中 3. 眼睛有紧张牵拉感	1. 看近时,外隐斜大于看远时斜视度 2. 集合近点 NPC>10 cm 3. AC/A<3 4. 正融像性储备降低	1. 视觉训练:主要是增强正融像集合能力 2. 屈光矫正 3. BI 方向棱镜缓解

请回答表 3-1 关于阅读或者近距离工作时,眼睛状况和眼睛感觉的相关题目。

表 3-1 集合不足症状调查表(CISS)

		从不	偶尔	有时	经常	总是
1	近距离工作或阅读时,眼睛是否觉得疲劳					
2	近距离工作或阅读时,眼睛是否觉得不舒服					
3	近距离工作或阅读时,是否会出现头疼痛的症状					
4	近距离工作或阅读时,是否会有困倦的感觉					
5	近距离工作或者阅读时,是否会有无法集中精力的现象					
6	是否存在无法记住阅读过的内容的现象					
7	近距离工作或阅读时,是否出现复视的现象					
8	近距离工作或阅读时,是否会有文字在页面上移动、跳跃、游动或浮动的感觉					
9	你是否觉得自己的阅读速度很慢					
10	近距离工作或阅读时,是否觉得眼睛疼痛					
11	近距离工作或阅读时,是否觉得眼睛很酸					

续　表

		从不	偶尔	有时	经常	总是
12	近距离工作或阅读时,眼睛是否有被拉拽的感觉					
13	近距离工作或阅读时,是否会觉得文字模糊或突然失去焦点的现象					
14	近距离工作或阅读时,是否会有丢失位置的现象					
15	在阅读时,是否需要重复阅读已经读过的内容					
		_×0	_×1	_×2	_×3	_×4

3.3 散开过度

项目目标

1. 熟悉散开过度的临床表征。
2. 掌握散开过度的诊断指征。
3. 掌握散开过度的相关处理方法和原则。

项目准备

1. 熟悉双眼视聚散功能相关参数。
2. 熟悉双眼视异常处理视光学方法。

项目内容

1. 散开过度的临床表现

散开过度的临床表现有别于其他双眼视异常的情况。散开过度的患者普遍会抱怨其眼位影响外观,而且此类患者的家属也会表述患儿眼位有时候处于斜视状态。而来自患者主观的感受则是较少,因为患者很少出现复视等情况,但是患者更多会阐述自己容易视疲劳而且会有畏光等症状。因此,散开过度的患者的临床表现,需要特异性与其他双眼视异常的临床症状普遍的共性相区分。

2. 散开过度的诊断指征

散开过度主要表现在看远时的问题,即看远问题要远大于视近问题,故在双眼视检查中也是视远的参数异常程度要大于视近的参数。满足:①视远的外隐斜要远大于视近的斜视度,据统计散开过度的患者一般能达到 $10^\triangle$ 以上的外隐斜;②远距离正融像性储备偏低;③AC/A 比率偏高,一般大于 7。以上指征都满足就可以断定患者有双眼视异常且为散开过度问题。

3. 散开过度的处理方法与原则

对于散开过度患者而言,视觉训练是首选治疗方案,视觉训练对于外隐斜患者有非常好的效果,因为正融像性辐辏是很容易从视觉训练中得到提高的。视觉训练的方法主要训练患者远距 BO 融像,在此过程中可以利用 Sheard's 法则对训练效果进行评估,也可对训练项目进行分析指导。其次,患者可以选择远距离进行负球镜镜片附加(附加球镜公式可参照1.3双眼视异常分析方法),散开过度的患者AC/A高,附加球镜后会有利于改善患者外隐斜眼位及一定程度增加正融像性辐辏功能,但也会在一定程度使得近视过矫或视近时有眼位变成内隐斜的可能。最后如果遇到不愿视觉训练或有特殊情况的患者,也可配戴棱镜进行症状的缓解。

注意事项

1. 一般而言,聚散异常的处理方法中,球镜附加只适用于AC/A高的患者中,如散开过度和集合过度。

2. 散开过度的患者远距进行负球镜附加,需避免视近时,由于增加负镜所引起的近距内隐斜情况,也可利用双光镜或渐进镜进行矫正规避。

项目总结

散开过度		
临床症状	诊断指征	处理方法
1. 眼位异常,影响外观 2. 易视疲劳和畏光 3. 少数有复视情况	1. 看远时,外隐斜大于看近时斜视度 2. 远距正融像性储备降低 3. AC/A>7	1. 视觉训练:主要是增强远距正融像能力 2. 负球镜附加 3. BI方向棱镜缓解

3.4　集合过度

项目目标

1. 熟悉集合过度的临床表征。
2. 掌握集合过度的诊断指征。
3. 掌握集合过度的相关处理方法和原则。

项目准备

1. 熟悉双眼视聚散功能相关参数。
2. 熟悉双眼视异常处理视光学方法。

项目内容

1. 集合过度的临床表现

集合过度大部分症状都与阅读或近距离工作有关。患者常会抱怨短时间阅读过后会有包括视疲劳和头痛等症状，视力模糊与复视，困倦感和难以集中注意力，甚至是短时间内出现失去理解力的情况。不过也有一些患者没有表现出明显症状，这可能是由于患者双眼视出现抑制或没有近距离工作需求，也可能是患者只是在用一只眼睛在阅读，从而规避了双眼视异常的发生。因此，视光师应询问该类患者是否因为很少近距离工作，所以并未有集合过度的临床表现发生。显然，避免近距工作能让集合过度的患者缓解症状，利用此信息我们也可以让患者少阅读或少近距离工作，能规避由于集合过度所造成的不适症状。

2. 集合过度的诊断指征

主要表现为看近的视功能参数比看远的参数异常得多。满足：① 看近时内隐斜明显大于看远时斜视度，内隐斜量一般约大于 $10^\triangle$ 以上；② AC/A 偏高，一般大于 $7^\triangle/D$；③ 集合近点会移近，即 NPC 可能小于 5；④ 负融像性储备值偏低，尤其是近距负融像性能力；⑤ 正相对调节可表现为异常；⑥ 调节反应（BCC）异常，可表现为滞后；⑦ 双眼调节灵敏度可表现为负镜难通过；⑧ 双眼聚散灵敏度可表现为 BI 方向异常。值得注意的是很多集合过度的患者会合并中高度数的远视，若满足以上条件中的前 4 项则可诊断为集合过度。

3. 集合过度的处理方法与原则

对于集合过度患者而言，合适的屈光矫正是首要处理的原则，比如远视要尽量足矫正，是有助于集合过度患者改善其眼位及视近症状的。其次，可以给该类患者进行近距正球镜附加（附加球镜公式可参照1.3双眼视异常分析方法），因为集合过度的患者，其AC/A高，故附加球镜效果佳。再次，也可以进行视觉训练，主要是改进负融像性辐辏能力，虽然训练负融像性聚散比正融像融像困难得多，但有临床报告表明视觉训练对增进负融像性聚散范围有一定成功概率，若有条件合适的患者也不妨一试。最后，如果遇到有特殊情况的患者，也可配戴棱镜进行症状的缓解。

注意事项

1. 前面章节提到调节与集合之间存在联动关系，集合过度也会造成调节不足的问题。因为当看近集合过多时，大脑需要干预并平衡集合过多的问题时，为了减少过多的集合，则辐辏性调节也减少，随后就会引起调节不足的症状，即PRA异常和调节反应滞后。因此，调节会引起调节性聚散，而聚散也会引起聚散性调节，调节与聚散关系紧密联动。

2. 不少集合过度的患者都是有中高度远视的屈光不正，这是因为我们知道远视度数的患者视近时，需要比正视眼或近视眼产生更多调节，由于该类患者AC/A高，故产生的调节性集合的量也大，因此，中高度远视者容易引起集合过度的双眼视问题。

3. 棱镜在双眼视处理中只能是起到缓解症状的效果，而非达到治疗的目的。因为棱镜的配戴是要消耗相应的融像聚散能力的，如外隐斜患者配戴底朝内棱镜会消耗正融像性辐辏的储备，常戴甚至会使外隐斜度数增加。

项目总结

集合过度		
临床症状	诊断指征	处理方法
1. 短暂近距工作出现视疲劳、头痛等症状 2. 视力模糊、复视 3. 难以集中注意力，希望避免近距离工作	1. 看近时，内隐斜大于看远时斜视度 2. AC/A>7 3. 集合近点移近 4. 负融像性储备值偏低	1. 屈光矫正，远视足矫 2. 正球镜近附加 3. 视觉训练：负融像性能力 4. BO棱镜缓解

3.5 散开不足

项目目标

1. 熟悉散开不足的临床表征。
2. 掌握散开不足的诊断指征。
3. 掌握散开不足的相关处理方法和原则。

项目准备

1. 熟悉双眼视聚散功能相关参数。
2. 熟悉双眼视异常处理视光学方法。

项目内容

1. 散开不足的临床表现

散开不足的患者主要是视远时有较明显的症状。主要表现为看远时，会有间歇性的复视，这种症状明显的特征是不会突然就发生，而是有征兆的。患者常会主诉复视的问题存在很长时间，且没有恢复的迹象，但是经过休息后，复视症状可以完全消失。其他症状还有视疲劳、恶心、头晕，尤其是在乘坐交通工具时会晕车，视力模糊、难以从视远到视近中进行对焦，甚至是对光线比较敏感，都有可能是散开不足的临床表现。由此看出，散开不足对于某些职业影响较大，例如司机，因此，临床中常有职业为司机的患者，因为散开不足的双眼视异常来视光门诊就诊。

2. 散开不足的诊断指征

主要表现为看远时的视功能参数异常，即看远的视功能参数比视近时异常得多。满足：① 看远时内隐斜明显大于看近时斜视度，一般可大于 $8\sim10^{\triangle}$；② AC/A 比率较低，一般小于 $3^{\triangle}/D$；③ 负融像性储备减弱，尤其是远距负融像性储备值；满足以上 3 个条件即可诊断为散开不足。

3. 散开不足的处理方法与原则

对于散开不足患者而言，首先得考虑适合的屈光矫正，如远视屈光不正，应当完全矫正；其次，可以尝试做视觉训练，视觉训练主要目的是增进负融像性聚散功能，特别是远距的负融像性聚散功能,虽然内隐斜患者想要通过视觉训练改善负融像性功能的效果欠佳,但如果患者条件允许视光师也可试一试。最后,就是使用底朝外的棱镜进行处理,棱镜对于散开不足的患者而言,应该是最有效的处理方式,但要注意前文所提到的棱镜所带来的负面影响,棱镜只是起到缓解症状作用而无实质治疗效果。若患者急需通过棱镜解决复视问题,或患者为即将高考的学生等,迫于学习负荷者则可以直接通过三棱镜进行矫正处理。

注意事项

临床上我们需要对急性共同性内斜视与散开不足进行鉴别诊断,因为它们的临床表现相似。但前者为显斜视而后者为隐斜视。

项目总结

散开不足		
临床症状	诊断指征	处理方法
1. 看远复视 2. 恶心、头晕,甚至会晕车 3. 视远到视近难聚焦,对光线敏感	1. 看远时内隐斜明显大于看近时斜视度 2. AC/A<3 3. 负融像性储备值偏低	1. 屈光矫正,远视足矫 2. 视觉训练:负融像性能力 3. BO方向棱镜缓解(效果最佳)

表3-2 散开不足与急性共同性内斜视的鉴别点

	散开不足	急性共同性内斜视
相同点	临床表现均为看远复视,视近可表现为正常	
	诱因都跟用眼习惯有关,如长时间近距看电子屏幕、熬夜等	
不同点	AC/A 低	AC/A 较高
	眼位是隐斜视	眼位是显斜视
	眼位定量检查直接在综合验光仪上使用马氏杆或棱镜分离法测量	眼位定量检查需使用交替遮盖+三棱镜中和

3.6 基本型外隐斜

项目目标

1. 熟悉基本型外隐斜的临床表征。
2. 掌握基本型外隐斜的诊断指征。
3. 掌握基本型外隐斜的相关处理方法和原则。

项目准备

1. 熟悉双眼视聚散功能相关参数。
2. 熟悉双眼视异常处理视光学方法。

项目内容

1. 基本型外隐斜的临床表现

基本型外隐斜患者的临床表现不仅会在视近时表现，还会在视远时暴露。所以患者常抱怨在近距离工作或阅读时会有不适感，而在看远的情况下也会感受到不适的症状。症状通常包括了视疲劳、头痛、视力模糊、复视、困倦感及难以集中注意力，甚至有时会感到理解力减退。而视远时常常表现出的症状是视力模糊和复视，尤其是在开车时和看电影时尤为明显，不过患者也有可能仅仅表现为较大的外隐斜而没有临床表现。

2. 基本型外隐斜的诊断指征

基本型外隐斜的诊断指征和之前所讲的双眼视异常的诊断不太一样，患者在看远及看近的指征都会出现异常。满足：① 看远看近的眼位都呈现较大的外隐斜，但远近的外隐斜度数相近；② AC/A 比率正常；③ 集合近点（NPC）可远移；④ 近距和远距正融像性辐辏能力下降；⑤ 正相对调节（NRA）可降低；⑥ 聚散灵敏度 BO 方向可异常。满足以上条件中的前 4 条则可断定患者为基本型外隐斜的双眼视异常。

3. 基本型外隐斜的处理方法与原则

基本型外隐斜的患者处理方法主要以视觉训练为首，前文强调过外隐斜患者做视觉训练效果甚佳，故基本型外隐斜患者视觉训练的主要目的是要改善正融像性聚散范围，可以使用 Sheard's 法则进行评估，视觉训练效果就是要使得其眼位与正融像性储备值相匹配。其次，外隐斜患者应进行合理的屈光矫正，如近视患者应当足矫，有利于患者眼位与正融像性辐辏的改善。最后，如果患者不愿做视觉训练或有特殊情况，可选择棱镜进行缓解，因为患者远近外隐斜值相近，故配戴棱镜对于远近效果相近。另外，也有视光学专家提出利用附加负球镜的方法作为基本型外隐斜处理办法之一，但我们认为此处理办法的负面影响会大于正面作用，附加负球镜会导致近视过矫或远视欠矫，都会造成远视性离焦状态，从而有近视诱导风险，尤其是不利于青少年患者的近视防控作用。且 AC/A 比率正常，即使有一定效果也有得不偿失的意思。

注意事项

基本型外隐斜和前文提到的双眼视异常的临床表现有所不同，其远近都可能存在异常视觉情况，应当注意。

项目总结

基本型外隐斜		
临床症状	诊断指征	处理方法
1. 视远视力模糊或复视 2. 视近易视疲劳或注意力难以集中	1. 看远和看近时都存在较大外隐斜 2. AC/A 正常 3. 正融像性辐辏降低 4. 集合近点可远移	1. 屈光矫正，近视足矫 2. 视觉训练：训练正融像性辐辏为主（首选处理方法） 3. BI 方向棱镜缓解 4. 负球镜附加

3.7 基本型内隐斜

项目目标

1. 熟悉基本型内隐斜的临床表征。
2. 掌握基本型内隐斜的诊断指征。
3. 掌握基本型内隐斜的相关处理方法和原则。

项目准备

1. 熟悉双眼视聚散功能相关参数。
2. 熟悉双眼视异常处理视光学方法。

项目内容

1. 基本型内隐斜的临床表现

基本型内隐斜的患者症状不仅会表现在视近时同时视远也会受影响。所以患者常抱怨在近距离工作或阅读时会有不适感,而在看远的活动中也会感受到不适的症状。症状通常包括了视疲劳、头痛、视力模糊、复视、困倦感及难以集中注意力,甚至有时会感到理解力消退。而视远时常常表现出的症状是视力模糊和复视,尤其是在开车时和看电影时尤为明显,不过患者也有可能仅仅是眼位表现为较大的内隐斜,而没有临床表现。(临床表现基本与基本型外隐斜相似)

2. 基本型内隐斜的诊断指征

基本型内隐斜隐斜的诊断指征和基本型外隐斜一样,患者在看远及看近的指征都会出现异常。满足:① 看远看近的眼位都呈现较大的内隐斜,但远近的内隐斜度数相近;② AC/A 比率正常;③ 近距和远距负融像性辐辏能力下降;④ 正相对调节(PRA)可降低;⑤ 聚散灵敏度 BI 方向可异常。满足以上条件的前 3 项,即可诊断为基本型内隐斜,值得注意的是基本型内隐斜患者常合并远视屈光不正。

3. 基本型内隐斜的处理方法与原则

由于基本型内隐斜存在其特殊性,一方面 AC/A 不高,另一方面内隐斜视觉训练效果不佳,故合适的屈光矫正是处理基本型内隐斜的首要原则,如远视屈光不正,一定要足矫,而近视可综合考量是否进行欠矫。其次,近距正球镜附加也是合适的方法之一,虽然基本型内隐斜的 AC/A 比率不高,可通过调节或调动调节性集合的能力不强,但仍为合适的处理方法之一。在是否给予近距离正球镜附加时,AC/A 是重要的考量参数,但其他调节、屈光和眼位等因素,也是是否有效实施近距正球镜附加的参考因素(后附表 3-3 说明)。还有视觉训练也是可实施的方法,视觉训练目的主要是改进负融像性聚散范围,虽然效果可能欠佳,也可以试一试。最后,就是配戴 BO 方向的棱镜进行症状缓解,通常我们可以通过正球镜附加结合负融像视觉训练进行,或配戴棱镜矫正等综合治疗方式帮助患者解决双眼视异常问题。

注意事项

AC/A 比率是球镜附加是否有效的重要评估参数,因为它是调节与聚散关系间的枢纽,掌握着调节与聚散动态情况。但我们认为在特殊情况下,不仅只单凭一个参数就断定球镜附加效果,还要综合考虑其他会影响球镜附加的相关参数。

项目总结

基本型内隐斜		
临床症状	诊断指征	处理方法
1. 视远视力模糊或复视 2. 视近易视疲劳或注意力难以集中	1. 看远和看近时都存在较大内隐斜 2. AC/A 正常 3. 负融像性辐辏降低	1. 屈光矫正,远视足矫 2. 视觉训练:训练负融像性辐辏为主(效果欠佳) 3. 近距离正球镜附加 4. BO 方向棱镜缓解

表 3-3 近距离附加正球镜(ADD)的使用参考

相关参数	可考虑使用 ADD	ADD 未有明显效果
AC/A 比率	高	低
屈光状态	远视	近视
近用眼位	内隐斜	外隐斜
正/负相对调节情况(PRA/NRA)	PRA 较低	NRA 较低
近距内隐斜度	正常或高	低
动态检影(MEM)	滞后	超前
调节幅度(AMP)	较低	正常
调节灵敏度(Flipper)	负镜难通过	正镜难通过

3.8 假性集合不足

项目目标

1. 熟悉假性集合不足的临床表征。
2. 掌握假性集合不足的诊断指征。
3. 掌握假性集合不足的相关处理方法和原则。
4. 能鉴别诊断假性集合不足与集合不足。

项目准备

1. 熟悉双眼视聚散功能相关参数。
2. 熟悉双眼视异常处理视光学方法。
3. 对集合不足有较深刻理解。

项目内容

1. 假性集合不足的临床表现

假性集合不足实质是由调节不足所引起的集合不足征象,因此假性集合不足的临床表现与集合不足相像。一方面,患者近视时,会有视力模糊和复视现象;另一方面,患者容易视疲劳和希望避免近距离工作。所以临床工作中碰到此类患者,患者常会抱怨说近距离工作或阅读不久后,就有视疲劳症状,甚至出现阅读容易串行、字体会流动,甚至扭曲的现象,而患者避免近距离工作后就会好转。显然,假性集合不足的患者也是希望避免近距离工作,从而缓解不适症状,这与集合不足的临床表现基本一致。

2. 假性集合不足的诊断指征

假性集合不足的隐斜测量结果与集合不足很相似,都是远距正常而近距离眼位呈高度外隐斜视,但是调节功能的检查却与集合不足的调节情况相反。主要表现为:① 近距离高度外隐斜,而远距离眼位可正常;② 正相对调节(PRA)降低至异常;③ 调节幅度(AMP)降低至异常,即 AMP 低于该年龄最小调节幅度 2D 以上;④ 集合近点(NPC)远移,但通过正镜附加可改进 NPC(有别于集合不足情况);⑤ AC/A 可表现为较低;⑥ 翻转拍检查主要表现为单眼的负镜片难通过(有别于集合不足情况)。因此,满足以上条件中前3条,即可判断为由调节不足引起的集合不足问题,也就是假性集合不足。需要强调的是对于假性集合不足与集合不足的鉴别诊断相关重要,临床工作中经常会混淆甚至是误诊。

3. 假性集合不足的处理方法与原则

假性集合不足本质上就是调节功能障碍中的调节不足问题,因为调节与集合之间的联动关系,由此诱发了集合不足的症状,也就是它不是"真"的集合不足。因此,治疗的原则是针对调节问题进行处理,主要是改善调节功能,通过视觉训练提高调节刺激的能力,以及调节幅度的改进。假性集合不足的患者一般以调节训练为主,但也会结合聚散训练综合改善。另外,也可以通过近距离附加球镜的方式达到改善双眼视觉的问题,有利于近距离工作。

注意事项

1. 假性集合不足与集合不足的临床表现相近,但实质是两类不同的双眼视问题。一个是调节功能障碍为主的问题,另一个则是聚散功能障碍的问题。临床上需要注意鉴别诊断。

2. 假性集合不足是由于近距离工作调节不足,需要通过代偿集合的量,从而增进聚散性调节来弥补调节不足的问题,在此过程中若集合失代偿即造成了集合不足的症状。所以在此过程中,集合是正常的,调节的问题导致了聚散的问题从而影响到了集合。因此,调节问题是"因",是临床中的主要矛盾,是调节的"因"产生了集合的"果"。这是需要我们注意的问题。

3. 在区分调节与聚散问题谁是"因"的关系上,利用 Flipper 翻转拍是一个实用的方法(具体见表3-4)。当翻转拍单眼较难通过而双眼正常时,则认为是调节功能问题为主;反之,当翻转拍双眼较难通过而单眼正常时,即判断为聚散问题出现异常。

项目总结

假性集合不足		
临床症状	诊断指征	处理方法
1. 视近视力模糊或复视 2. 易视疲劳,希望避免近距离工作 3. 阅读会串行,字体会扭曲、跳动	1. 调节功能异常:PRA降低、AMP异常 2. 近距高度外隐斜,远距眼位可正常 3. 集合近点远移,加 ADD 可改善	1. 视觉训练:主要调节功能调节刺激方向训练及调节幅度训练 2. 必要时可近距离正镜附加

表 3-4 单双眼调节灵敏度鉴别调节或聚散异常

	Flipper 结果		诊断		处理		
单眼 Flipper 情况	负镜难通过		调节幅度正常	调节不能持久	视觉训练＋ADD		
			调节幅度降低	调节不足			
	正镜难通过		调节过度		视觉训练或药物		
	正/负镜皆难通过		调节灵敏度不足		视觉训练		
	AC/A 情况	Flipper 结果	诊断	处理		近用眼位	远用眼位
双眼 Flipper 情况	低 AC/A (<3△/D)	正镜难通过	集合不足	视觉训练		外隐斜	正位
		——	散开不足	视觉训练＋棱镜		正位	内隐斜
	高 AC/A (>7△/D)	负镜难通过	集合过度	ADD/视觉训练		内隐斜	正位
		——	散开过度	视觉训练/远距附加负球镜		正位	外隐斜
	正常 AC/A (3~7△/D)	正镜难通过	基本型外隐斜	视觉训练		外隐斜	外隐斜
		负镜难通过	基本型内隐斜	视觉训练/棱镜		内隐斜	内隐斜
		正/负镜皆难通过	融像性聚散异常	视觉训练		正位	正位

3.9 融像性聚散功能异常

项目目标

1. 熟悉融像性聚散功能异常的临床表征。
2. 掌握融像性聚散功能异常的诊断指征。
3. 掌握融像性聚散功能异常的相关处理方法和原则。

项目准备

1. 熟悉双眼视聚散功能相关参数。
2. 熟悉双眼视异常处理视光学方法。

项目内容

1. 融像性功能异常的临床表现

融像性功能异常也称为"缩减性融像性聚散",同样为聚散系统双眼视异常一种病型。融像性功能障碍的患者临床症状常与阅读和近距离工作相关。患者普遍会抱怨在经过短暂阅读后,会出现视疲劳和头痛症状,而视觉异常则会表现为视力模糊、有困意、较难集中注意力,甚至是在一定时间内失去理解力。也有一些融像性功能障碍的患者没有表现出任何异常。但在临床工作中,视光师应注意判断这类患者是否因为存在单眼抑制等情况,而未表现出双眼视异常。

2. 融像性功能异常的诊断指征

融像性功能障碍指征中:① 远、近距离眼位正常,即无明显隐斜视;② 正/负融像性聚散范围均减弱;③ AC/A 比率正常;④ 正/负相对调节(PRA/NRA)均降低;⑤ 单眼调节灵敏度可正常,而双眼调节灵敏度正/负镜皆难通过;⑥ 调节幅度(AMP)和调节反应(BCC)均正常;⑦ 聚散灵敏度 BI 和 BO 方向均通过困难。只要满足以上条件则可断定患者为融像性功能障碍。

3. 融像性功能障碍的处理方法与原则

对于此类患者而言,通过视觉训练改善患者症状是最有效的方法,也是最根本的处理原则。视觉训练主要目的是改善正/负融像性聚散范围,直至达到正常水平。除了视觉训练,也要纠正一些不良诱因,如屈光不正、眼位垂直偏斜等问题。若有屈光不正,则建议合理矫正屈光不正,而眼位垂直偏斜情况也建议利用棱镜进行矫正,在一定程度上能改善融像性聚散异常问题。

注意事项

融像性功能异常诊断指征有别于其他聚散双眼视异常问题,需要注意甄别。

项目总结

融像性聚散功能障碍		
临床症状	诊断指征	处理方法
1. 视近视力模糊或复视 2. 常与阅读和近距离工作有关 3. 短暂阅读后出现视疲劳和头痛等情况	1. 近用和远用眼位正常或无明显隐斜 2. 正/负融像性聚散范围均减弱 3. AC/A 正常 4. PRA/NRA 均下降 5. 调节幅度和调节反应正常	1. 视觉训练:主要目的是改善正/负融像聚散范围 2. 去除诱因,如屈光矫正和棱镜矫正垂直偏斜等

3.10 垂直位双眼平衡失调

项目目标

1. 了解垂直位双眼平衡失调的临床表征。
2. 了解垂直位双眼平衡失调的诊断指征。
3. 了解垂直位双眼平衡失调的相关处理方法和原则。

项目准备

1. 熟悉双眼视聚散功能相关参数。
2. 了解垂直眼位相关知识。
3. 熟悉双眼视异常处理视光学方法。

项目内容

1. 垂直位双眼平衡的检查

实际上，临床中有许多可以发现垂直位平衡异常的方法，如遮盖试验时眼球垂直移动、棱镜分离法（VonGraefe 法）、马氏杆法（Maddox 杆）等，都可以判断出患者是否存在垂直眼位的偏斜。

2. 垂直位双眼平衡失调的临床表现

垂直位平衡失调与水平位双眼视异常一样，也会是引起视觉问题的原因。患者常抱怨眼部有牵拉感、头痛、视疲劳等症状，甚至患者还会主诉阅读时会串行或漏字情况，也会有复视等视觉异常。因此，当有患者有上述症状，但又找不到其他原因时，应检测下是否有垂直眼位偏斜而导致双眼视异常的情况。另外，垂直眼位偏斜还有一个典型的临床表现是患者肩膀或脖子会出现问题，临床中也发现当患者存在垂直斜视时，为了能够抵消斜视所导致的复视问题，患者往往会通过歪头来代偿。因此，如碰到此类有异常习惯的患者也需引起注意。

3. 垂直眼位的处理方法与原则

垂直平衡失调的处理原则以选择垂直棱镜进行症状缓解为主。另外一种处理方法即视觉训练，垂直斜视视觉训练的根本目标是增加垂直方向的融像功能，降低或消除相关的症状,一般训练内容包括垂直融像范围、垂直融像灵敏度和适应性的训练。虽然垂直斜视的视觉训练效果不佳,但也可以试一试。而垂直棱镜的棱镜度计算可参考由著名的视光医生 Borish 给出的以下公式作为评估:

(BD 破裂点－BU 破裂点)/2＝矫正棱镜

如果矫正棱镜值为正,则说明需要 BD 棱镜进行矫正;相反,如果为负值,则需要 BU 棱镜进行矫正。

项目总结

垂直位双眼平衡失调		
临床症状	诊断指征	处理方法
1. 复视、上下重叠复视 2. 眼部牵拉感、视疲劳、头痛 3. 存在肩膀或脖子问题,及代偿头位	垂直眼位偏斜,且伴有双眼视异常症状	1. 垂直棱镜进行缓解:矫正棱镜＝(BD 破裂点－BU 破裂点)/2 2. 视觉训练(效果较差)

章节总结

本章主要讲述了非斜视性双眼视各类型异常的临床表现、诊断指征与处理原则,想要真正熟悉这些异常的临床分析与处理方法,需要从以上三个方面深入学习。10 个小节的内容,实际上也是按照目前国内外比较认可、比较成熟、比较前沿的知识架构进行梳理编写,是适应目前非斜视性双眼视异常分析与处理较为公认的理论方法。最后,通过一些图表对本章内容进行归纳总结,希望能通过简洁的方式对本章内容进行梳理,并呈现给大家。(见表 3-5 聚散功能异常分类及诊断指征参考)

另外,本章节需要补充一点内容为非斜视性双眼视异常患者就诊前的调查问卷,一个规范的、严谨的、专业的双眼视诊疗过程,对双眼视异常患者采用问卷调查是必不可少的,调查问卷一般会在问诊或病史采集时进行。双眼视异常的调查问卷目的主要有以下两个方面:其一,视光师能充分了解患者双眼视异常的影响程度,及对其生活、工作及学习等造成的影响;其二,视光师能很好评估患者异常的程度,更好结合视功能数据对患者进行针对性的分析,以及个性化的视光处理和视觉训练。表 3-6(视功能异常患者调查问卷)是国内外较为认可的问卷内容,通过每项内容的阅读来勾选最符合你习惯频率的数字,频率越高则证明该项异常的程度越高。最后,算计总的分数,通过分数的高低即可判断患者双眼视异常程度高低。

表 3-5 聚散功能异常分类及诊断指征参考

	集合不足	散开过度	集合过度	散开不足	基本型外隐斜	基本型内隐斜	假性集合不足	融像性聚散功能异常
眼位情况	远用眼位较高外隐斜	远用眼位较高外隐斜	远用眼位较高内隐斜	远用眼位较高内隐斜	远/近用眼位外隐斜度都较高	远/近用眼位内隐斜度都较高	近用眼位较高外隐斜	远/近用眼位基本正常
AC/A	较低	较高	较高	较低	正常	正常	较低	正常
正融像性集合(PRV)	↓	↓	—	—	↓	—	—	↓
负融像性集合(NRV)	—	—	↓	↓	—	↓	—	↓
正相对调节(PRA)	↓	↓	—	—	↓	—	↓	↓
负相对调节(NRA)	—	—	↓	↓	—	↓	—	↓
调节反应(BCC)	超前	超前	滞后	滞后	超前	滞后	滞后	—
调节幅度(AMP)	—	—	↓	↓	—	↓	↓	—
调节灵敏度 +/-2.00D (Flipper)	双眼正镜难通过	双眼正镜难通过	双眼负镜难通过	双眼负镜难通过	双眼正镜难通过	双眼负镜难通过	双眼负镜难通过	双眼正镜/负镜均难通过
聚散灵敏度	BO方向较难	BO方向较难	BI方向较难	BI方向较难	BO方向较难	BI方向较难	—	BO/BI方向都较难
集合近点(NPC)	远移,大于10 cm	—	较近,可接近鼻尖	—	远移	—	远移,但正镜附加可移近	—

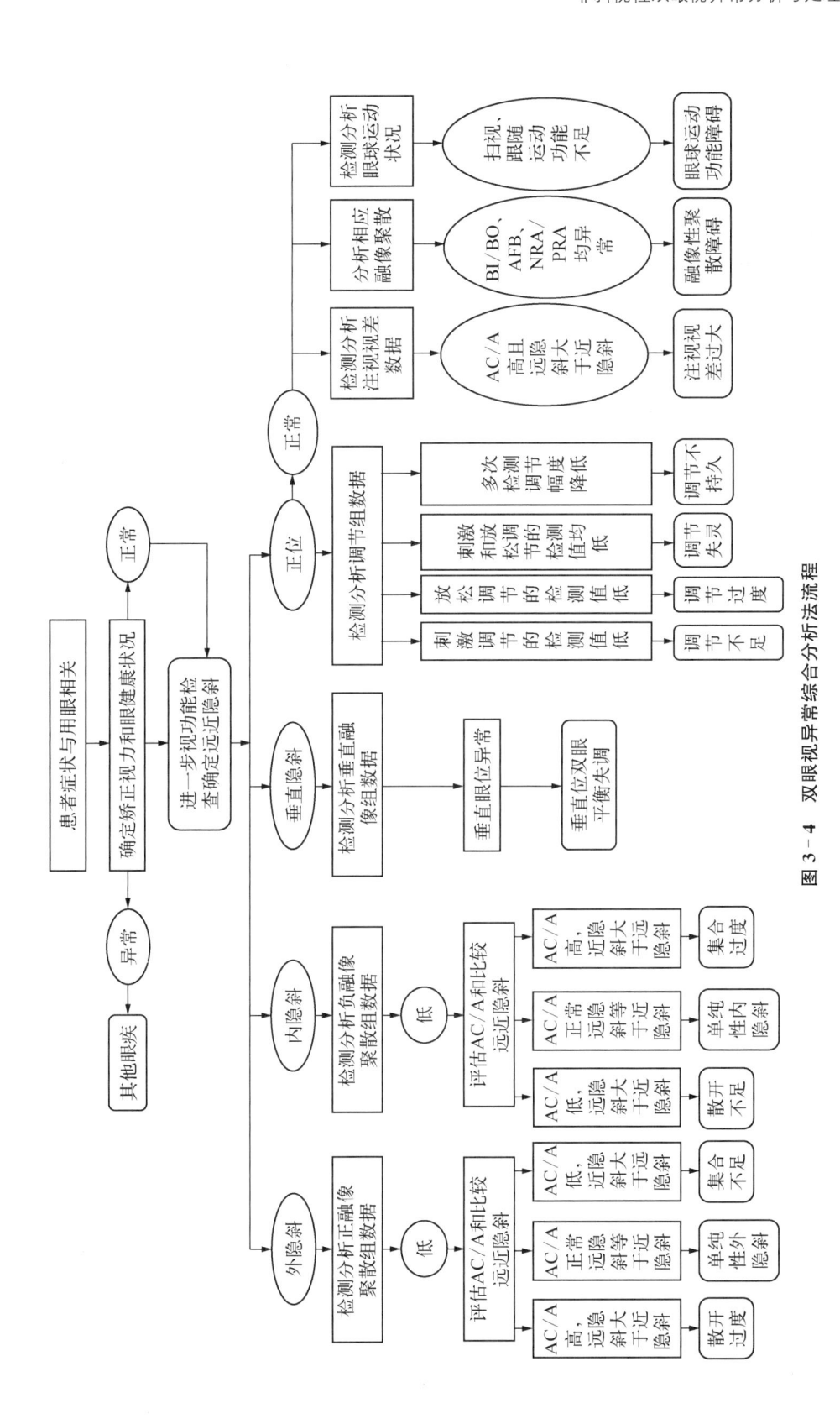

第3章 非斜视性双眼视异常分析与处理

图 3-4 双眼视异常综合分析法流程

表3-6 聚散功能异常患者问卷调查

请仔细阅读以下每条视觉行为,并在相应的项目中勾选出其真实的发生频率	从不	很少	偶尔	经常	总是
视力清晰度					
1. 远距离视力模糊或不清晰——即使戴上矫正眼镜后	0	1	2	3	4
2. 近距离视力模糊或不清晰——即使戴上矫正眼镜后	0	1	2	3	4
3. 视力的清晰度会在一天之中波动或改变	0	1	2	3	4
4. 晚上视力较差/由于视力问题晚上驾驶较困难	0	1	2	3	4
视觉舒适度					
5. 眼睛不舒适/酸胀/视疲劳	0	1	2	3	4
6. 用眼过后会出现头痛或头晕症状	0	1	2	3	4
7. 近距离工作一整天眼睛会非常疲劳	0	1	2	3	4
8. 眼睛周围会感到牵拉感	0	1	2	3	4
复视情况					
9. 出现复像——尤其是疲劳时	0	1	2	3	4
10. 遮盖一只眼后会看得更清晰	0	1	2	3	4
11. 当阅读时字体会跳动,甚至脱离聚焦	0	1	2	3	4
光照敏感度情况					
12. 正常的室内光照会感到不舒适——非常刺眼	0	1	2	3	4
13. 户外的光照非常明亮——需要配戴太阳眼镜	0	1	2	3	4
14. 室内的日光灯会让人心烦意乱	0	1	2	3	4
眼干情况					
15. 眼睛会感到"干"和刺痛	0	1	2	3	4
16. 注视物体时,不会眨眼睛	0	1	2	3	4
17. 会经常揉眼睛	0	1	2	3	4
深度知觉情况					
18. 较迟钝/不能判断物体实际位置	0	1	2	3	4
19. 走路不稳/楼梯踩空/走路会绊脚	0	1	2	3	4
20. 书写能力较差(空间、大小、辨识度)	0	1	2	3	4
周边视力情况					
21. 侧视时,视物会扭曲/物体会移动甚至是改变位置	0	1	2	3	4
22. 当向前直视时——物体常不在直视范围内	0	1	2	3	4
23. 希望避免人群/不能忍受"视觉拥挤"现象的地方	0	1	2	3	4
阅读相关情况					
24. 注意力难以集中/阅读时容易分心	0	1	2	3	4
25. 阅读困难/阅读和写作的速度慢	0	1	2	3	4
26. 阅读的理解能力差/容易对阅读内容健忘	0	1	2	3	4
27. 阅读时词语错乱/阅读时易串字	0	1	2	3	4
28. 阅读时会串行/需要使用手指辅助阅读避免串行发生	0	1	2	3	4

症状评估标准：

总得分在 30 以下：不太可能存在视觉功能异常的影响；

总得分在 30～35：可能受视觉功能异常的影响，但不明显；

总得分在 36～40：视觉功能异常对患者影响可能性较大；

总得分在 41～45：极有可能是较差的视觉功能，且很影响患者的日常工作生活；

总得分在 46 分以上（含 46 分）：几乎可以确定患者是很差的视觉功能，且非常影响患者日常工作与生活。

小阅读

重视儿童青少年眼健康,推进健康中国建设

党的"二十大"报告指出:"人民健康是民族昌盛和国家强盛的重要标志。把保障人民健康放在优先发展的战略位置,完善人民健康促进政策。"

国家领导人多次批示儿童眼健康问题,并将近视防控确定为"国家战略"。如习近平总书记一直强调要"共同呵护好孩子的眼睛,让他们拥有一个光明的未来",可见国家对国民眼睛健康的重视程度。

为贯彻落实习近平总书记关于儿童青少年近视防控系列重要指示批示精神,落实《综合防控儿童青少年近视实施方案》《儿童青少年近视防控光明行动工作方案(2021—2025年)》,教育部不断加强组织领导,明确部门职责,系统谋划和扎实推进新时代儿童青少年近视防控各项工作。

同时,国家卫健委联合教育部、体育总局等部门每年对各省级人民政府开展综合防控儿童青少年近视工作评议考核,总结经验、查摆问题、督促整改。对所有地市持续开展学生近视监测与干预,深入分析历年监测数据,分类指导各地更加精准、有效地落实综合防控措施。组织近视防控相关标准和指南制修订工作,发布了《近视防治指南》《儿童青少年近视防控适宜技术指南》及更新版、《儿童青少年学习用品近视防控卫生要求》等。

相信随着国家及各行各业的持续努力,健康中国建设将日益完善,人民群众的获得感、幸福感、安全感将更加充实、更有保障、更可持续。

第 4 章

异 常 双 眼 视 分 析 处 理 教 程

斜视性双眼视功能分析与视光学处理

4.1 概述

项目目标

1. 了解斜视几类重要的基本类型。
2. 了解斜视引起的双眼视功能异常的表现。
3. 了解斜视视觉评估重要的临床检查方法。
4. 熟悉斜视视觉异常的视光学处理方法。
5. 了解斜视患者内心世界,并注重该类群体的心理及精神需要,正视该群体社会需求。

项目准备

1. 掌握斜视的基本知识作为本章学习的基础。
2. 掌握双眼视异常处理的视光学方法。
3. 熟悉双眼视觉的三级视功能。

项目内容

1. 按照眼球运动功能进行分类

斜视可分为共同性斜视与非共同性斜视,而视光学矫正方法更多是针对共同性斜视患者的处理,尤其是视觉训练的方法只适用于一些共同性斜视。非共同性斜视的患者大多不能通过视光学矫正方法得到适合的处理。因此本章节的内容主要是针对共同性斜视的患者。

2. 常用的视光学方法(非手术处理方法)

处理共同性斜视的主要类型有:① 调节性内斜视;② 屈光调节性内斜视;③ 间歇性外斜视。针对这三种斜视类型使用视光学方法(非手术处理方法)处理,能取得一定效果,而其他斜视类型则收效甚微甚至毫无作用,需要通过手术处理。

3. 斜视引起的双眼视觉异常分类

① 视觉抑制;② 异常视网膜对应;③ 三级视功能异常:同时视、融合功能、立体视异常。

视觉抑制(Visual depression):指视觉活动中,一只眼的视功能部分或全部被压抑的现象。视光处理方法常采用视觉训练脱抑制方法。

异常视网膜对应(Abnormal retinal correspondence/Anomalous retinal correspondence, ARC):指当双眼视网膜对应点的共同视觉方向发生了变化,失去共同的视觉方向,两眼的非对应点建立了新的对应关系成为异常视网膜对应。可以通过视觉训练、异常视网膜对应训练进行正常视网膜对应的恢复。

三级视功能异常如下。

同时视异常:指双眼不能同时感知各自物体,单眼在不同范围呈抑制状态。同时视是三级视功能的初级功能,而无同时视的患者是最严重的三级视功能异常,没有一级视功能同时视就代表不可能存在二、三级视功能。同时,存在同时视的斜视病人视功能治疗效果较好,只有早期矫正斜视才更有希望获得较好的双眼视功能。

融合功能异常:融合功能异常的临床表现为:双眼的图像无法融合,即使有融合但融合范围小也易引起视疲劳。临床上最常见的表现,即为我们通常说的复视。

立体视觉功能异常:立体视觉是三级视功能中的最高级形式,因此,一旦一级及二级视功能异常或受到影响,则直接对立体视觉产生影响或失去立体视觉功能。

4. 斜视视觉评估主要方法

(1) Worth—4 dots:可粗糙检查周边融合与中心融合功能。

(2) Bagolini 线状镜:线状镜检查是一种接近自然的双眼视觉状态(双眼自然视环境),能检查视网膜对应、是否存在抑制及复视的常用的视觉评估检查方法。

(3) 同视机(Synoptophore)检查:同视机检查常常是斜视患者必做的检查之一,其主要的检查功能:三级视功能的检查、视网膜对应情况的检查、眼外肌运动情况的检查等,还附带了视觉训练功能。同视机检查是两眼分视状态下进行的检查,因此是一种分离融合、非自然视环境的双眼视功能检查方法。此外,同视机检查比较复杂,对于儿童不易理解与配合。

(4) 红色滤光片试验(Red filter test):红色滤光片法是检查复视最为简便的方法。能根据患者对红灯与白灯相对位置的描述,来判断患者是否存在复视和鉴别视网膜对应情况。

5. 针对斜视患者双眼视觉异常的处理

视光学处理方法主要有3种:第一,屈光矫正,针对患者内、外斜视的不同,其远/近视的矫正原则也不一致,尤其是屈光调节性内斜的患者,屈光矫正对于该类斜视患者的眼位及视觉改善帮助极大;第二,利用视觉训练的方法,通过进行视功能训练增强患者融合等功能一定程度改善患者双眼视异常症状,视觉训练方法主要适用于:① 斜视术后还存在一定双眼视异常的患者;② 微小角度斜视患者视功能改善(此类患者因斜视度小未达到手术要求);③ 间歇性外斜患者。第三,就是利用棱镜进行症状的缓解,棱镜度是根据患者的斜视度确定,还要进行试戴才能最终确定棱镜处方。还有最后一种非手术的处理方式就是通过遮盖,遮盖治疗有两个方向的作用:一是通过遮盖非注视眼避免双眼视,从而暂时解决复视的困扰;二是间歇性外斜患者可能通过遮盖,改善其斜视度,但临床长期效果还不明朗。

注意事项

视光学方法(非手术方法)处理斜视性的双眼视异常核心是改善症状,促进双眼视功能发展,并不能改善或改变显斜眼位的情况,眼位外观的改善只能依赖于采取手术方式。

项目总结

斜视双眼视功能概述			
视光学处理斜视双眼视异常的常见斜视类型	视功能视觉异常表现	斜视视觉评估检查方法	斜视的视光矫正方法
1. 调节性内斜视 2. 屈光调节性内斜视 3. 间歇性外斜视 4. 斜视术后视功能异常者 5. 微小角度斜视者	1. 视觉抑制 2. 异常视网膜对应 3. 三级视功能异常:同时视融合功能立体视	1. worth-4 dots 2. Bagolini线状镜 3. 同视机 4. 红色滤光片法	1. 屈光矫正 2. 视觉训练 3. 棱镜缓解 4. 遮盖治疗

4.2 屈光调节性内斜视

项目目标

1. 了解屈光调节性内斜视特点。
2. 熟悉屈光调节性内斜视的临床表现及诊断。
3. 掌握屈光调节性内斜视的视光学处理方法。

项目准备

1. 熟悉斜视的基础知识。
2. 熟悉斜视的相关检查方法。
3. 熟悉斜视的视光学相关矫正方法。

项目内容

1. 屈光调节性内斜视概述

屈光调节性内斜视是调节性内斜视的一类，临床上较为常见。该类内斜视是由于远视性屈光不正所引起，当对远视性屈光不正给予充分麻痹睫状肌验光，并戴镜足矫正后，则在各个注视距离和注视方位，内斜视都能够得到完全矫正，使眼位保持正位。这种内斜视称为屈光调节性内斜视。

2. 屈光调节性内斜视临床表现及诊断

首先，屈光调节性内斜视患者的屈光不正一定是远视，且多为中度的远视性屈光不正。因为轻度远视眼视近时所动用调节较小，产生的集合也较小，能够被负融像所代偿克服。而高度远视即使增强调节也很难产生清晰物像，因此常放弃调节而不产生集合，从而不形成内斜视。其次，屈光调节性内斜视的患者基本为幼儿，常会表现出视疲劳、间歇性复视或近距离工作时，喜欢闭上一只眼的习惯，斜视角一般看近大于看远，且AC/A值表现为正常。

3. 屈光调节性内斜视的视光学处理方法与原则

对于屈光调节性内斜视患者最主要的问题是要矫正屈光不正，矫正屈光不正前一定要睫状肌充分麻痹（一般建议使用阿托品行睫状肌麻痹），验光得出其全远视度数，并进行完全的屈光矫正。戴上矫正眼镜后患者不但其内斜视会改善为正位，而且可以获得较好的双眼单视功能，随着年龄增加而调节力的减弱，斜视度会减小甚至消失。另外一种治疗屈光调节性内斜视的视光学方法为视觉训练，其主要目的包括脱抑制和增强负融像融合功能。

注意事项

1. 儿童在正视化过程中存在着生理性远视，因此在对屈光调节性内斜患者确定配镜处方时应考虑此问题，根据年龄及生理性远视的关系，在全远视度数前提下保留一定生理性远视作为配镜处方。一般会在全远视的基础上减去＋0.50D～＋1.00D，具体还需根据眼位、视力情况、用眼情况以及年龄等因素综合考虑。

2. 大部分屈光调节性内斜视患者以屈光矫正为主的视光学处理，即可获得非常好的治疗效果，即通过合适的屈光矫正能让患者随着年龄增长其内斜及视功能得到良好改善。除了少数患者存在特殊情况才需行手术治疗，如伴有 AV 征的患者。

项目总结

屈光调节性内斜视		
概述	临床表现及诊断	视光学处理方法
1. 调节性内斜视的一类 2. 由远视性屈光不正引起	1. 多为中度远视屈光不正 2. 多发生在幼儿时期 3. 易视疲劳、间歇性复视或近距离工作有闭一只眼的习惯 4. AC/A 值正常	1. 睫状肌充分麻痹后验光并远视完全矫正 2. 视觉训练：脱抑制和增强负融像融合功能等

4.3 非屈光调节性内斜视

项目目标

1. 了解调节性内斜视特点。
2. 熟悉调节性内斜视的临床表现及诊断。
3. 掌握调节性内斜视的视光学处理方法。

项目准备

1. 熟悉斜视的基础知识。
2. 熟悉斜视的相关检查方法。
3. 熟悉斜视的视光学相关矫正方法。

项目内容

1. 非屈光调节性内斜视概述

正常情况下,调节与集合的关系是存在于"平衡稳态"之中,也就是两者是协调存在的。但当一定的调节产生过量的调节性集合时所产生的内斜视,即称为非屈光调节性内斜视。这是由于患者 AC/A 值较高,调节与调节性集合间的异常联动效应所造成,其发病原因与屈光因素无关。

2. 非屈光调节性内斜视临床表现及诊断

此类内斜视多发生于轻度远视患者中,因为轻度远视患者视近时,需要产生一定调节,从而出现相应的集合,且患者的 AC/A 值较高,所产生的集合也会较高,因此非屈光调节性内斜视与调节和集合联动关系密切相关,即与高 AC/A 值直接相关。另外,因为近距离注视所动用的调节大于远距离时,此类患者视近时的斜视角要大于视远时的斜视角,一般大于 $10^\triangle$。还有非屈光调节性内斜视发病年龄较小,一般在 2 岁左右。

3. 非屈光调节性内斜视的视光学处理方法与原则

首先,应该矫正屈光不正,利用药物进行睫状肌充分麻痹后验光,并完全矫正其远视性屈光不正,有利于眼位的改善与避免过多的调节刺激产生更多的调节性集合。由于视近时会调动更多调节,且内斜眼位会比远距离视物时大得多,所以通常建议此类患者配戴双光镜来进一步改善患者视近时眼位情况。双光镜下加光度一般在+2.50D～+3.00D，或者以实际眼位进行评估，双光镜的配戴也在一定程度上改善患者视远与视近的双眼视功能。合适的屈光矫正是非屈光调节性内斜视患者最有效的治疗方案，随着负融像功能的增强和远视度数、AC/A比值的减小，配镜处方可相应改变甚至最后达到不戴双光镜的结果。视觉训练对于此类患者而言，收效有限，可尝试训练患者负融像功能/散开融合功能来提升患者视功能。

注意事项

1. 注意与屈光调节性内斜视鉴别诊断，屈光调节性内斜视的内斜度完全由于屈光因素所引起，不存在调节与集合失代偿的情况。相反，非屈光调节性内斜视的最大特征就是AC/A较高，从而导致调节与调节性集合异常联动所产生的内斜视。

2. 屈光调节性内斜与非屈光调节性内斜存在共性，即都是调节性内斜视且都以矫正远视性屈光不正为治疗的主要方案。

项目总结

非屈光调节性内斜视		
概述	临床表现及诊断	视光学处理方法
1. 调节性内斜视的一类 2. 调节与调节性集合异常联动效应所引起 3. 与屈光因素无关	1. 多为轻度远视屈光不正 2. 视近斜视角要远大于视远斜视角 3. 多发生2岁左右幼儿时期 4. AC/A较高	1. 睫状肌充分麻痹后验光并远视完全矫正 2. 配戴双光镜下加光一般在+2.50D～+3.00D 3. 视觉训练：增强负融像融合功能等

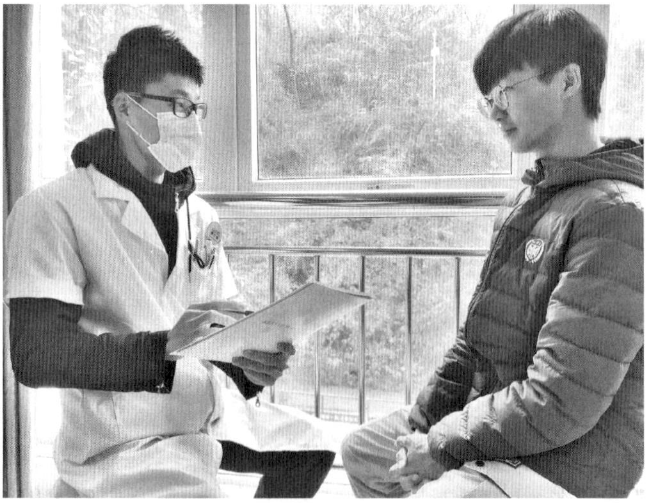

图4-1 双眼视检查诊断后医患沟通

表 4-1 屈光性调节性内斜视和非屈光性调节性内斜视异同点比较

	屈光性调节性内斜视	非屈光性调节性内斜视
相同点	1. 屈光不正状态几乎均为远视 2. 均多发生在幼儿时期 3. 均属于调节性内斜视 4. 两者类型均为视近斜视角大于视远斜视角 5. 两者矫正原则均为睫状肌麻痹后,远视全矫正	
不同点	1. AC/A 可表现为正常 2. 屈光不正多为中度远视屈光不正 3. 与屈光因素直接相关 4. 调节与集合处在相对稳定状态中	1. AC/A 可表现为较高 2. 屈光不正多为轻度远视屈光不正 3. 与屈光因素无关 4. 是调节与集合异常联动效应所引起

4.4 间歇性外斜视

项目目标

1. 了解间歇性外斜视特点。
2. 熟悉间歇性外斜视的临床表现及诊断。
3. 掌握间歇性外斜视的视光学处理方法。

项目准备

1. 熟悉斜视的基础知识。
2. 熟悉斜视的相关检查方法。
3. 熟悉斜视的视光学相关矫正方法。

项目内容

1. 间歇性外斜视概述

间歇性外斜视是指介于外隐斜和恒定性外斜视之间的一种双眼眼位间歇性分离的过渡性斜视,患者仅能通过间歇性融合机制控制眼位正位,在精神不集中、疲劳或长时间近距离阅读后会暴露出其显性的外斜视。另外,随着年龄增长、融合及调节性集合功能减弱而逐渐丧失相应的代偿能力,最终有可能发展为恒定性斜视。其发病病因可归纳为聚散功能平衡失调、集合功能不足以及与融合功能低下相关。间歇性外斜视还是儿童最为常见的外斜视类型,发病率较高。

2. 间歇性外斜视临床表现及诊断

间歇性外斜视通常在婴幼儿时期发现,典型的临床表现有:其一是斜视度不稳定,眼位会随注视距离、注意力集中的强弱、患者精神状态等影响下在正位与外斜视之间变动;其二是患者在户外强光下会出现比较明显的"畏光"症状,从而常常会喜欢闭上一只眼睛来"抵挡畏光"的表现。值得注意的是间歇性外斜视的患者视力大多正常且有近正常的立体视,尤其是在视近时。

3. 间歇性外斜视的视光学处理方法与原则

矫正屈光不正是治疗间歇性外斜视重要的原则之一,如对于近视合并间歇性外斜视患者近视一定要足矫，切不可欠矫，负透镜有利于刺激调节增加正融像性辐辏控制外斜视发生。其次，间歇性外斜视患者做视觉训练具有一定的意义，因为一方面我们在前文已经学习到外斜视视觉训练效果较好，而间歇性外斜视也属于外斜视一种；另一方面，视觉训练中针对外斜视的训练方法较多，例如最简单的笔尖移近训练也是训练外斜视的视觉训练方法之一。因此，视觉训练针对间歇性外斜的患者是具有一定的效果和意义的。综上，屈光矫正是治疗间歇性外斜视的视光学主要方法，而视觉训练可以作为治疗的补充。

注意事项

1. 间歇性外斜视一直是国内外小儿斜弱视眼科专家的研究热点，目前对于间歇性外斜视的一些问题还存在很大的争议和疑问。可以说间歇性外斜是较为特殊的一种斜视类型，而且大部分间歇性外斜患者的治疗还有依赖于视光学的处理（非手术方法），因此，掌握间歇性外斜视的基础知识与矫正方法显得尤为重要。

2. 因为间歇性外斜视患者，大部分可表现为正常的视力和双眼视，故斜视专科医生利用眼外肌手术的方式，进行斜视的矫正需要比较谨慎。手术的目的是改善眼位、美观外观和完善双眼视觉，而间歇性外斜视的患者眼位在大部分时间可表现为正常，双眼视觉大多也存在较为正常的立体视，并不符合手术的指征。只有小部分"间外"患者确实存在影响眼外观和双眼视功能的病征，斜视医生才会考虑进行斜视手术。在决定是否对"间外"患者行眼外肌手术矫正前，斜视医生会通过三方问卷调查的形式来评估患者间歇性外斜视的严重程度，此调查问卷由患儿、家长和医生三方共同完成。表4-2为间歇性外斜视控制能力评估表。

表4-2 间歇性外斜视控制能力评估表

总分0~9分，分数越高，控制能力越差	
患者家庭评估：	
0分：从不出现斜视	（ ）
1分：<50%的时间发生远距离斜视	（ ）
2分：>50%的时间发生远距离斜视	（ ）
3分：>50%的时间发生远距离斜视+近距离斜视	（ ）
医生评估： 近距离斜视	
0分：去遮盖后，立即恢复正位	（ ）
1分：去遮盖后，经眨眼或再注视后才恢复正位	（ ）
2分：去遮盖后，仍然斜视	（ ）
3分：自发斜视	（ ）
远距离斜视	
0分：去遮盖后，立即恢复正位	（ ）
1分：去遮盖后，经眨眼或再注视后才恢复正位	（ ）
2分：去遮盖后，仍然斜视	（ ）
3分：自发斜视	（ ）

项目总结

间歇性外斜视		
概述	临床表现及诊断	视光学处理方法
1. 介于外隐斜与恒定性外斜视之间 2. 大部分时间眼位可正位 3. 有发展为恒定性斜视的可能 4. 儿童最常见的外斜视类型	1. 通常发病在婴幼儿时期 2. 斜视度不稳定,随注意力集中强弱等变化 3. 会"畏光",导致喜闭一眼	1. 屈光矫正,近视应足矫正 2. 视觉训练:集合训练,正融像性辐辏训练

4.5 斜视术后有关双眼视问题处理

项目目标

1. 了解斜视术后相关视光学问题。
2. 掌握斜视术后相关问题的视光学处理方法。

项目准备

1. 熟悉斜视的基础知识。
2. 熟悉斜视的相关检查方法。
3. 熟悉斜视的视光学相关矫正方法。

项目内容

1. 斜视术后可能存在的眼位及双眼视状况

斜视医生在行斜视手术前都会根据详细的眼科、视光检查结果和患者个体情况（如年龄、屈光状态、生活学习和工作情况等）建立精准的手术方案。而在这些方案中，斜视医生可能会在斜视术后仍然保留微小斜视度，也有可能完全不保留斜视度，甚至可能因为斜视手术中各种无法估计或避免的原因造成斜视度没有达到目标结果。视光临床工作中斜视术后的眼位与双眼视状况可归纳为以下 6 类：① 外斜术后可能残留微小度数的外斜度；② 外斜术后可能过矫，导致残留微小的内斜度；③ 内斜术后可能残留小微度数的内斜度；④ 内斜术后可能过矫，导致残留微小的外斜度；⑤ 术后出现复视症状；⑥ 术后仍是单眼抑制状态。

2. 斜视术后相关问题的视光学处理方法

① 外斜术后残留微小度数的外斜度：微小度数一般指 5°（或 10$^\triangle$）以下的斜视度。此类术后患者眼位可能存在欠矫问题，或者患者本身因为眼外肌、AC/A 等功能所影响。对于此类患者，首先，仍然要矫正屈光不正，近视足矫可一定程度改善眼位和视功能状态；其次，可以做术后的视觉训练，改善双眼视功能，其主要目标还是增强正融像性辐辏。具体问题还需考虑总体因素，如年龄、生活习惯、工作等影响。

② 外斜术后产生微小内斜度：此类术后患者眼位问题并不严重，甚至是斜视医生的手术方案，就有意让外斜患者在术后保留微小度数的内斜度。因为往长期考虑，术后微小内斜度会缓缓减小甚至达到正位水平。对于此类患者，首先，仍然要矫正屈光不正，如远视屈光不正应及时矫正；其次，此类患者术前双眼视需要的是正融像性融合功能，而术后则转化为需要负融像性融合功能，故此类患者的视功能可能会较差，术后应主要做的视觉训练为负融像性辐辏功能训练，与正融像性辐辏功能需求相平衡。不过，视觉训练效果可能不佳。同样，具体问题还需考虑总体因素的影响。

③ 内斜术后残留微小度数的内斜度：如果针对儿童患者而言，保留微小内斜视度有利于患者视近等行为，斜视医生也会综合考虑患者情况来决定是否在术后保留微小内斜度。目的是让此类患者术前术后双眼视都是需求于负融像性功能，且有利于患者近距离工作，尤其是儿童患者术后有学习等需求。针对此类术后患者，首先，仍应屈光矫正，远视尽量要足矫甚至是下加光处理；其次，也可进行相应的负融像功能视觉训练。

④ 内斜术后产生微小外斜度：内斜术后转为微小外斜视度往往会转变患者融像功能的需求，会从原来需求的负融像性辐辏转化为需求正融像性辐辏，这个过程不利于患者双眼视功能，甚至容易出现双眼视异常的症状。首先，患者应进行合适的屈光矫正，如近视要足矫；另外，还可以进行正融像性功能的视觉训练，难度会较大，但效果可观。

⑤ 术后出现复视症状：术后出现复视症状有可能是术前视觉功能存在抑制情况没有同时视功能，而术后初步建立了同时视功能，故出现复视症状而融合功能较差或没有融合功能。另外，也可能是因为斜视术后流泪、异物感等较为严重，影响了患者视物质量，出现"重影"的情况。前者我们认为是斜视术后的一个好"兆头"，因为患者从术前单眼抑制到术后具有同时视的功能，复视问题可能随时间得以改善，术后稳定后应实施视觉训练以训练患者的融像能力为主。而后者则一般可随术后进入稳定期后，"重影"症状缓缓消失，此类患者以训练融合功能为主，必要时则可能需要用棱镜缓解症状。

⑥ 术后仍为单眼抑制：这种情况多出现于知觉性斜视（废用性斜视）患者中，即使是斜视手术也不能改善其双眼视功能状态，这种患者行斜视手术主要目的就是要改善外观。视觉训练等视光学处理方法几乎没有效果。

注意事项

1. 斜视术后的视光学处理目的是巩固术后效果以及最大化改善患者术后视功能。

2. 斜视术后是否保留一定斜视度要与患者情况综合决定，如患者年龄、双眼视觉情况、是否弱视、屈光不正情况、生活习惯以及工作等因素，而非单纯考虑眼位问题。

项目总结

斜视术后相关问题	视光学处理方法
外斜术后残留微小度数的外斜度	1. 屈光矫正 2. 视觉训练：增强正融像性辐辏
外斜术后产生微小内斜度	1. 屈光矫正 2. 视觉训练：增强负融像性辐辏为主，正融像性辐辏为辅
内斜术后残留微小度数的内斜度	1. 屈光矫正 2. 视觉训练：增强负融像性辐辏
内斜术后产生微小外斜度	1. 屈光矫正 2. 视觉训练：增强正融像性辐辏为主，负融像性辐辏为辅
术后出现复视症状	1. 视觉训练：融合功能 2. 棱镜缓解
术后仍为单眼抑制	无须处理

章节总结

对于斜视患者来说，手术可能是最为有效和直接的矫正方式，但针对一些斜视类型而言，非手术治疗方式也可以达到比较好的矫正或治疗效果。因此，本章内容主要就调节性内斜和间歇性外斜视，阐述了视光学矫正的方法与原则。因为这两种斜视类型通过视光学方法进行矫正也是能得到很好的治疗效果。在临床工作中，要遵守相应的治疗准则：可以通过简单有效的方法就尽量不使用复杂的方式；可以通过经济有效的方式就尽量不使用昂贵或难以接受的方法；可以通过较少的损伤而能达到治疗目的的方法就不使用有创有损害的方式进行治疗。视光学矫正方法（非手术治疗）很好地提供了治疗的典范，为调节性内斜等一类斜视也提供了很好的治疗方案。总结来说，本章节针对调节性内斜、间歇性外斜和斜视术后相关问题提供了视光学矫正具体实施方法，通过视光学方法可以对这类斜视患者有效解决眼位和视功能问题的，应重视非手术治疗方法对于斜视患者处理的应用。

第 5 章

异 常 双 眼 视 分 析 处 理 教 程

弱视双眼视功能分析与处理

5.1 概述

项目目标

1. 了解弱视的相关概念。
2. 了解弱视患者的症状与指征。
3. 熟悉弱视的临床特征。
4. 熟悉弱视的视光学处理方法。
5. 熟悉弱视的双眼视觉训练的意义。
6. 了解弱视儿童的心理问题,关切儿童群体视力问题的综合治疗方法,帮助弱视孩子改善生活质量。

项目准备

1. 具备一定的视光学知识储备。
2. 具备一定的弱视基础知识储备。
3. 熟悉视光学相关矫正与处理方法。

项目内容

一、弱视的相关概念

1. 弱视的定义

弱视(Amblyopia)是指视觉发育期内,由于异常视觉经验所引起的单眼或双眼最佳矫正视力下降,并低于正常同龄人群视力的下限或双眼视力相差两行以上,眼部检查无器质性病变。

2. 弱视的分类

主要分为斜视性弱视、屈光参差性弱视、高度屈光不正性弱视以及形觉剥夺性弱视。其中大部分的弱视都与屈光有关,本章内容主要针对屈光性弱视(屈光参差和高度屈光不正)阐述相关弱视的治疗方法与原则,包括弱视的视觉训练方法。

3. 弱视定义的四大关键信息

① 是视觉发育期所引起的异常;② 并无眼部器质性病变;③ 须有异常的视觉经验(诱发因素);④ 视力低于年龄的下限。诊断是否为弱视时以上的信息是关键。

4. 屈光不正性弱视(Refractive or isoametropic amblyopia)概述

由于双眼存在高度且相近的屈光不正,导致双眼相同程度的视网膜模糊像,这些情况造成的双眼视觉刺激输入的减少,使得双眼转换视觉信号传入大脑皮层的信息也相应减少,双眼神经元突触连接的紧密程度也会等量减少,导致双眼弱视发生。

5. 屈光参差性弱视(Anisometropic Amblyopia)概述

由于双眼输入的刺激信号不等,双眼传入通道突触上的竞争强弱也就不等,刺激较强的突触连接紧密,刺激较弱眼的突触连接退化,双眼间不平衡输入造成的结果与机体的"用进废退"原则相一致,弱势眼视觉通路上神经元的功能和数量减弱,导致弱势眼的弱视发生。

二、弱视患者的体征、症状与临床特征

1. 弱视的体征

屈光性弱视并无特征性表现,年幼的弱视儿童可能会揉眼睛,年长儿童或成人可能会通过眯眼来提高视力,但这些体征在各种屈光不正状态下均可能发生,不能成为弱视的特征性指征。故屈光性弱视患者很少能通过体征表现来发现其视力异常。

2. 弱视的症状

稍微年长一些的弱视患者可能会常抱怨视物模糊、头痛或眼部不适随着年龄的增长和生活、学习等视觉需求改变,患者视物通常会有异常表现,如凑近看电视等,但这些异常行为在各种不发生弱视的屈光不正状态下也可出现。故弱视的症状也不具有相当的特征性,生活中正常情况下较难发现。

3. 弱视的临床特征

① 视力低下是弱视最主要的临床特征;② 拥挤现象,指弱视患儿对单个视标的识别能力比较高,对排列成行的视标辨别能力比较差,即称为拥挤现象;③ 旁中心注视,指部分弱视患者弱视眼中心凹注视能力较差,依赖于旁中心注视,存在这种现象的弱视患者往往需要先通过视觉训练改变其注视性质;④ 存在抑制视觉异常,弱视眼常会被对侧眼(较好眼)所抑制,尤其是对于屈光参差性弱视患者,会因屈光参差程度不同及弱视程度不同造成的抑制程度也会不同。视光学上通常会利用视觉训练脱抑制训练的方法让患者摆脱抑制的视觉异常;⑤ 弱视的其他临床特征还包括立体视觉降低、对比敏感度下降、调节功能异常等。

三、弱视的视光学治疗与处理方法

1. 屈光矫正

对于屈光性的弱视患者而言,治疗弱视的最主要原则就是要进行屈光矫正。屈光

矫正后视网膜成像清晰,弱视眼能最大化接收更多的视觉输入,使得大脑皮层接收到的视觉信号更多,能让弱视眼最大程度得到视觉发育的"养料"。另外,对于弱视患者而言,建议在充分睫状肌麻痹后验光,尤其是针对远视患者,能根据其睫状肌麻痹后的全远视度数斟酌选择恰当的屈光矫正度数。对于儿童患者建议使用阿托品或环戊酮睫状肌麻痹药物,更能充分暴露其真实的屈光度。甚至对于部分患者,我们还会使用下加光等进行近用矫正。本章第2节会详细介绍屈光矫正的具体方法与实施步骤。

2. 遮盖治疗

属于被动治疗,方法是强迫患者使用弱视眼来接受更多视觉信息,以激活视觉通路来激发视觉的发育。一般患者会在屈光矫正的前提下,再配合着遮盖进行治疗,屈光矫正和遮盖治疗也是目前治疗弱视最为有效的两种方法。本章第二节会详细介绍遮盖治疗的具体方法与实施步骤。

3. 药物压抑治疗

属于被动治疗,目的与遮盖治疗相似,也是通过强迫弱视眼接收更多外部视觉刺激来提高视力。原理是通过阿托品睫状肌麻痹剂使较好眼视物模糊,压抑了正常眼的视力及视功能的方法,而强迫弱视眼得到更多的视觉刺激。此法因药物带来的副作用较多,治疗风险较遮盖方法大,故一般情况很少使用药物压抑方法来治疗弱视。

4. 光学压抑

同样属于被动治疗,目的实质与遮盖治疗类似。通过强迫弱视眼接收更多外部视觉刺激来提高视力。原理则是利用光学来使健眼视物模糊(一般使健眼眼镜远视过矫+3.00D,或近视欠矫-3.00D),逼迫弱视眼视物,而能够接收到更多的视觉信息,从而提高弱视眼的发育可能。光学压抑的弱视治疗方法目前临床上较为少用。

5. 视觉训练

弱视的视觉训练主要有三种:第一,改善注视性质的训练,此法主要用于旁中心注视的弱视患者;第二,脱抑制的训练,此法主要用于存在着抑制双眼视异常的弱视患者;第三,双眼视重建训练,目的是让患者弱视眼的视功能与其提高的视力相匹配,以及与健眼的视功能相平衡,另外就是通过双眼视的重建能使患者巩固弱视治疗的成果,能有效避免弱视"反弹"的现象。本章后续内容会详细介绍针对弱视患者的视觉训练方法,视觉训练对弱视患者虽然不能起到直接治疗作用,但作为弱视的辅助治疗方法对于弱视治疗的帮助是有效且必要的。

四、儿童视功能发育特征

弱视是婴幼儿视觉发育异常所导致的病征,因此有必要对儿童视功能发育特征进行了解。

(1) 儿童视觉发育过程(参考):实际上儿童视觉发育的具体过程目前并无定论,以下的儿童视觉发育过程是国内外较为认可的发育过程,供大家参考阅读:

① 1个月内的新生儿:即有光感,很少有辐辏反应也无调节功能;

② 2~3个月:开始出现注视,固视反射(指双眼为固视目标进行的小而快的矫正运

动,以使物像稳固于黄斑中心凹)发育关键时期;

③ 4～5个月:开始出现粗略调节,视力可达0.02～0.05;

④ 6～8个月:视力可达0.06～0.1;

⑤ 10个月～1岁左右:可行使不完全的辐辏,视力可达0.15～0.25;

⑥ 2岁:有较完全的辐辏,视力约有0.5;

⑦ 3～4岁:初步建立双眼视觉,视力可达0.6～0.8;

⑧ 5～6岁:能双眼视,固视反射已较巩固,视力可达0.8～1.0。

(2) 人类视觉发育最敏感的时期约在3岁以前,也是视觉系统发育最快、对环境的变化最敏感的时期,因此,在这个时期一旦幼儿视觉发育不顺利,则会造成严重的弱视。而人类的视觉发育进程一般会从出生持续到12岁,12岁以后视觉发育开始不敏感。由此可见,对于弱视患者6岁以前进行治疗,成功率较大,12岁以前进行治疗,尚有治疗弱视的机会,而12岁以后才进行弱视治疗的患者,其治疗效果一般收效甚微。弱视诊疗还需早发现早治疗。

(3) 屈光性弱视治疗的一般步骤原则:屈光矫正→注视性质训练(若存在非中心注视性质)→遮盖治疗→脱抑制训练(若存在单眼抑制视觉异常)→视力提高一定程度→双眼视重建→弱视治疗成功。

注意事项

1. 弱视是视觉发育异常导致的结果,弱视需要在视觉可塑期及时治疗才能"行之有效",一般临床认为12岁以前治疗弱视成功率较大。

2. 弱视预防最有效的方式就是对婴幼儿及早进行视力筛查,早发现方可在视觉可塑的窗口期进行有效治疗。

3. 弱视的双眼视重建训练虽起不到提高视力的效果,但是能巩固弱视治疗视力提高的成果,且增强弱视眼的视功能,才能使视力得到最大化的功能发挥。

项目总结

弱视双眼视概述	
弱视定义	视觉发育期内由于异常视觉经验引起的单眼或双眼最佳矫正视力低于正常,眼部检查无器质性病变
弱视分类	1. 斜视性弱视 2. 屈光不正性弱视 3. 屈光参差性弱视 4. 形觉剥夺性弱视

续　表

弱视双眼视概述	
弱视诊断关键信息	1. 视觉发育期形成的异常 2. 无眼部器质性病变 3. 有异常视觉经验(诱发因素) 4. 视力低于年龄下限
屈光性弱视	包括高度屈光不正性弱视(以远视和散光屈光不正为主)和屈光参差性弱视
弱视体征与症状	1. 体征:幼儿可能常揉眼,儿童常眯眼视物 2. 症状:生活习惯异常,常诉视物模糊、头痛等,学习等负面影响较大
弱视的临床特征	1. 视力低下 2. 拥挤现象 3. 旁中心注视 4. 存在抑制的双眼视 5. 立体视、对比敏感度、调节功能等低下
弱视的视光学治疗与处理方法	1. 屈光矫正 2. 遮盖治疗 3. 压抑疗法 4. 光学压抑 5. 视觉训练:注视性质训练、脱抑制训练、双眼视重建训练
人类视觉发育期	1. 3岁以前是视觉发育最敏感期 2. 12岁以前是视觉发育敏感期 3. 6岁以前弱视治疗效果较好 4. 12岁以前弱视治疗效果尚好 5. 12岁以后弱视治疗效果甚微

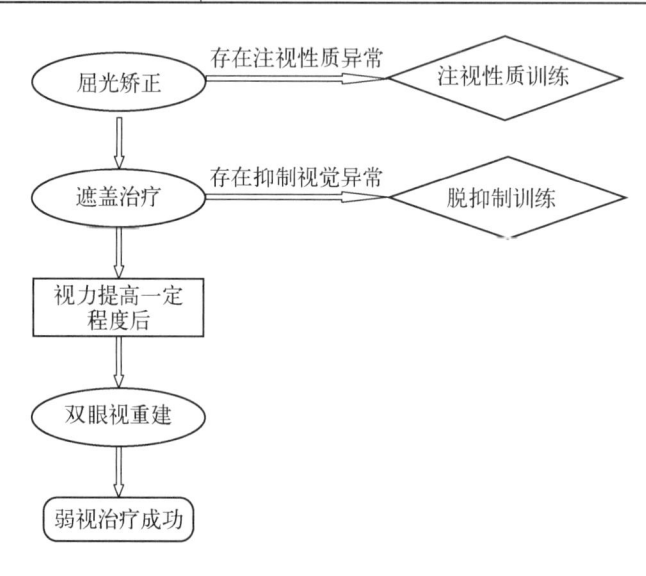

图 5-1　弱视治疗一般流程

5.2 弱视的屈光矫正与遮盖治疗

项目目标

1. 了解弱视患者屈光矫正的意义。
2. 熟悉弱视屈光矫正的方法与原则。
3. 了解弱视患者遮盖治疗的意义。
4. 熟悉弱视遮盖治疗的方法与原则。

项目准备

1. 具备一定的视光学知识储备。
2. 具备一定的弱视基础知识储备。
3. 熟悉视光学相关矫正与处理方法。

项目内容

1. 弱视患者屈光矫正的意义

绝大多数弱视患者都伴有轻重不等的屈光不正，其中多数为中、高度远视。而屈光不正性弱视和屈光参差性弱视占全部弱视的70%左右，即使是斜视性弱视的患者也常伴有不同程度的屈光不正。可见屈光不正是引起弱视发病的最主要的诱因，需要给予合理适当的屈光矫正，才能使弱视眼在视网膜成像相对清晰，能接受更多视觉信息的刺激从而达到提升弱视眼视力的目的。因此，对于弱视患者而言，恰当的屈光矫正是弱视治疗的首要也是最重要的步骤。

2. 弱视患者睫状肌麻痹药物选择

弱视患者行屈光矫正前，进行验光检查时，建议患者利用药物使睫状肌充分麻痹，针对中度和重度的弱视患儿，尤其是远视患者，若儿童全身状况良好，并无其他特殊症状，一般建议使用阿托品进行睫状肌麻痹；而弱视程度不严重或不能接受长时间瞳孔放大状态的患者，可使用环戊酮进行睫状肌麻痹，环戊酮是一种快速散瞳药物，其副作用也较大甚至可能产生幻觉等症状。倘若进行一般检查、复查或弱视程度较轻患者，可选用复方托吡卡胺使睫状肌麻痹，但其睫状肌麻痹效果一般不够充分。依据睫状肌麻痹充分程度大小排序依次为:阿托品、环戊酮、复方托吡卡胺。

3. 弱视患者屈光矫正方法与原则

重度弱视患者的远视性屈光不正应尽量按照睫状肌麻痹后"暴露"的全远视给予全部矫正;中度弱视患者的远视性屈光不正可按照年龄保留一定的生理性远视后给予矫正;另外,针对重度弱视的患者,应适当对其给予近附加,以利于其看远及看近都是最清晰的像,重度弱视的患者其调节功能也十分的差,给予近附加也能缓解其调节功能不足带来的视觉异常。而对于散光屈光不正的弱视患者而言,若散光影响其视力或存在视疲劳症状则无论散光度数如何都应该给予矫正;针对高度散光的患者没有特殊情况屈光不正都应完全矫正,以保证其视网膜成像最清晰状态,但若患者反应不适感较为强烈,则可适当降低散光度数(一般为 1.00DC)让其适应,并逐步完全矫正。相同屈光不正类型的屈光参差性的弱视患者其健眼即使屈光度数较低不影响视力,原则上也建议健眼也给予完全屈光矫正,以降低与弱视眼屈光度相差较大带来的不等像视觉问题。矫正屈光不正的方式有多种,最为常用的是配戴框架眼镜,但如果条件合适也可选用接触镜进行矫正,在特殊情况会带来更好的治疗效果。

4. 弱视患者遮盖治疗的意义

所谓的遮盖治疗是指把健眼遮盖或挡住,不让健眼视物和接受外界视觉信息的输入,强迫弱视眼视物和接受更多外界视觉信息输入的过程。弱视遮盖治疗发展已经有一段时间了,发展至今也运用得较为成熟,遮盖对于弱视眼的治疗效果也比较显著,尤其是针对屈光参差性弱视效果更为明显。一般认为,屈光矫正与遮盖是治疗弱视的最主要的两种方法,遮盖治疗常与屈光矫正相配合进行,但遮盖对患者的依从性提出了较高的要求。

5. 弱视患者遮盖治疗方法与原则

遮盖治疗的时间主要因弱视程度而定,目前公认的治疗方法:重度弱视患者(矫正视力<0.2),每天至少要遮盖健眼 6 小时才可达最佳治疗效果;中度弱视患者(矫正视力<0.5),每天至少要遮盖健眼 2 小时,即可达到最佳治疗效果;至于轻度弱视患者(0.6~0.7)一般可不选择遮盖,屈光矫正即可达较好治疗效果。遮盖治疗非常考验患者的依从性,若没有按照要求时间进行遮盖,治疗效果可能会欠佳。另外,对于从未进行过遮盖治疗的患者,遮盖治疗会有明显效果。一般弱视眼的视力在刚开始遮盖的时候进步较快,但要达到最大效果仍要进行长时间遮盖,并通过复查随诊观察情况,以做进一步诊疗计划。

6. 弱视复查的建立

弱视的复查与随诊是弱视治疗的关键步骤之一,目的是要核查患者对治疗的反馈情况,根据复查情况对治疗方案是否需要调整进行研判。在复查过程中,常要对患者治疗期间的病史、治疗的依从性、治疗的不良反应和被遮盖眼(即健眼)视力情况等进行详细跟踪,这些项目均是复查的要点。弱视患者的复查周期一般为 3 个月,复查周期可随患者的弱视程度和患者个人情况而个性化设定。

注意事项

1. 儿童在正视化过程中，不同的年龄会有相应的生理性远视，对于远视屈光不正的儿童，矫正处方往往都会在全远视的基础下去除生理性远视部分的屈光。但重度弱视的患者，不建议去除这部分生理性远视度数，原因：一方面重度弱视患者大部分为高度远视其正视化过程并非像"正常人"那样常规化；另一方面重度弱视患者视力和视功能都较差，并不能正常"代偿"这些生理性远视。因此，重度弱视患者建议完全矫正远视度数，而不保留生理性远视，甚至这部分患者还需要近用下加光而有利于视近。

2. 对于弱视儿童的治疗不管是屈光矫正还是遮盖治疗，其治疗效果都存在"黄金时间"，因为弱视的发生是视觉发育期造成的异常结果。故12岁以前治疗弱视有相当的效果，而6岁前治疗弱视，效果会较为明显。

项目总结

	屈光矫正	遮盖治疗
意义	1. 大部分弱视的视觉异常经验为屈光不正 2. 是弱视治疗最关键一步	1. 强迫弱视眼接受更多视觉信息输入 2. 是弱视治疗常用有效方法之一
方法与原则	1. 重度弱视患者使用睫状肌麻痹剂验光后远视全矫正 2. 中、轻度弱视患者远视保留生理性远视 3. 弱视患者散光全矫正，特殊情况可欠矫并逐步全矫正 4. 屈光参差患者，健眼远视也全矫正，减少不等像问题 5. 屈光矫正前进行睫状肌麻痹验光	1. 重度弱视患者(矫正视力<0.2)健眼每天遮盖健眼6小时 2. 中度弱视患者(矫正视力<0.5)健眼每天遮盖2小时 3. 轻度弱视患者视情况而定，一般不建议遮盖治疗 4. 遮盖治疗重点在于患者依从性，并根据复诊情况调整治疗方案

表 5-1　弱视治疗期间调整遮盖量表格(参考)

治疗后的反应	治疗方案的调整
治疗三个月后视力未提高	维持或增加遮盖量，或考虑其他方案
遮盖治疗后发生严重的皮肤变态反应	停止遮盖并选择其他弱视治疗方案
遮盖后视力未提高	考虑逐渐减少遮盖时间或中止遮盖治疗
治疗无效(如有器质性病变)	逐渐减少遮盖时间或中止遮盖治疗
发生斜视或复视	暂时停止遮盖治疗和加强观察患者情况
对侧眼视力下降2行或更多	暂时停止遮盖治疗、重新诊断和加强观察患者情况
连续4个月或2次以上复诊视力稳定在正常或接近正常水平	减少遮盖时间或停止遮盖治疗

5.3　弱视的注视性质训练

项目目标

1. 了解注视性质基本概念。
2. 熟悉注视性质的作用及意义。
3. 了解注视性质的检查方法。
3. 掌握注视性质相关训练方法。

项目准备

1. 具备一定的视光学知识储备。
2. 具备一定的弱视基础知识储备。
3. 熟悉双眼视相关知识。
4. 熟悉视光学相关矫正与处理方法。

项目内容

1. 注视性质概念

使用中心凹注视称为中心注视(Central fixation)。即使单眼发生抑制,只要患者的定位功能良好就仍能保持中心注视。若当黄斑部抑制逐渐加深,其视网膜空间感知能力减弱,将转用中心凹外的视网膜代替中心凹来注视,则称为非中心注视(Eccentric or nonfoveolar fixation)。根据视网膜注视点的部位,将非中心注视分为旁中心注视(Parafoveolar fixation)、旁黄斑注视(Parafoveal fixation)、周边注视(Peripherally eccentric fixation)及游走型注视(Wandering fixation)。

2. 弱视中注视性质意义

部分弱视患者(尤其是斜视性弱视)的弱视眼中心凹注视能力逐渐丧失,形成了旁中心注视。这种注视性质异常是这类患者形成视力低下的直接原因,因此治疗这类弱视群体的第一步方法就是要矫正患者的异常注视性质,待到患者逐步形成中心注视才能在后续的弱视治疗提高视力。一般而言,注视点离黄斑中心凹越远则弱视眼的视力越差。

3. 注视性质的检查方法

临床上常用检查注视性质的方法是使用直接眼底镜投射镜检查黄斑中心凹的位置，从而确定患者的注视性质。另外，利用海丁格刷和后像传导的方法也能检查出患者是否为偏心注视。

4. 注视性质的训练方法

注视性质的训练在弱视的治疗方法里属于主动治疗方法，但其内涵是起到辅助作用，并不像屈光矫正与遮盖治疗在弱视治疗中占主导作用。下面阐述注视性质训练方法有哪些。

① 海丁格刷法(Haidinger brush)：这是一种视觉刺激仪，利用特殊的光学原理和视网膜内视现象产生一个光刷(图5-2)，用光刷刺激视网膜黄斑中心凹，从而提高黄斑中心凹的分辨力，改善注视性质。有专门进行海丁格刷训练的设备仪器，常用于检查视功能的同视机(图5-3)也含有海丁格刷训练的功能，另外很多弱视训练仪也自带海丁格刷训练功能。海丁格刷主要的训练步骤为：首先遮盖健眼(优势眼)，打开开始旋钮后令患者努力看到画面中飞机头部螺旋桨的中心，并使旋转的海丁格刷的中心对准飞机的螺旋桨。坚持7~10分钟，每周2~3次且10次为一个疗程。

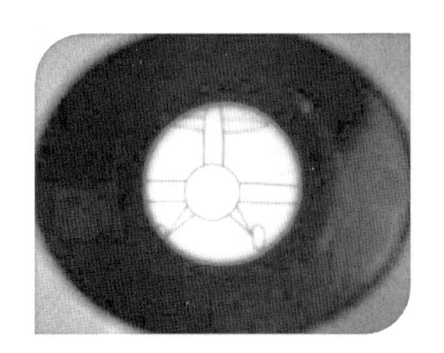

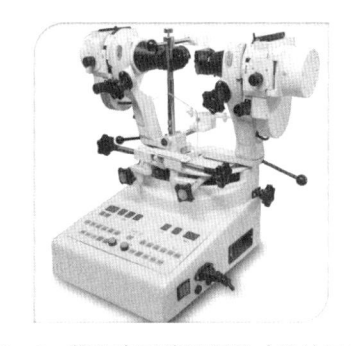

图5-2 海丁格刷图像　　图5-3 带有海丁格刷训练功能的同视机

② 后像疗法：指用强光刺激旁中心注视点，使之产生后像，处于抑制状态同时训练中心凹的功能。具体的训练步骤：训练者把光环投射到弱视眼眼底，使圆形的阴影覆盖黄斑中心凹，把黄斑中心凹保护起来免受强光刺激。治疗的开始可以选择直径比较大的阴影，待注视性质改善后，更换为直径较小的阴影，强光只能刺激旁中心注视点与周边视网膜。经过强光刺激后，周边视网膜产生后像，处于抑制状态，与此同时训练了中心凹的功能，提高了黄斑中心凹的知觉功能，达到改善注视性质的目的。每天做2~3次，连续做10次为一个疗程。

③ 红色滤光片疗法：原理是根据视网膜的解剖生理学特点设计的，因为黄斑中心凹是视锥细胞主要聚集地，而视杆细胞主要集中在周边视网膜。视锥细胞对红光敏感，反之视杆细胞对红光不敏感，光照通过红色滤光片后，以一定波长的红光照射到视网膜上，只有黄斑中心凹的视锥细胞最为敏感，而周边视网膜等区域没有太多反应。在此过程中，能不断提高中心凹功能，从而改善中心凹分辨力，最终达到改善注视性质的目的。

红色滤光片疗法较适用于旁中心注视的重度弱视患者。

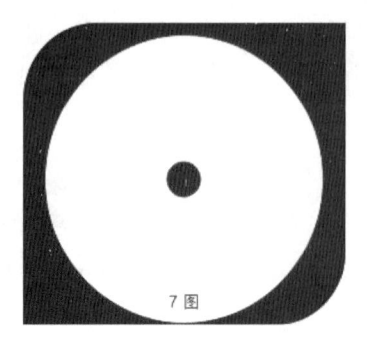

图 5-4 后像疗法图像

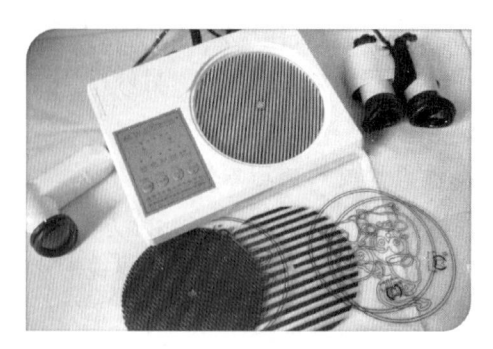

图 5-5 后像疗法仪

注意事项

1. 针对旁中心注视的弱视患者，改善其注视性质为治疗弱视的第一步，待注视性质改善后，需遮盖治疗继续治疗弱视，提高弱视眼视力。

2. 需要注意的是注视性质是单眼问题，而不是双眼视的问题，故检查和训练时，建议都要遮盖对侧眼，从而更准确、高效。

项目总结

弱视的注视性质	
注视性质概念	使用中心凹注视为中心注视，否则则为偏心注视
注视性质意义	旁中心注视是造成斜视性弱视形成主要原因，改善注视性质方可提高弱视眼视力
注视性质检查方法	1. 直接眼底镜法 2. 海丁格刷检查法 3. 后像传导法
注视性质训练方法	1. 海丁格刷法 2. 后像疗法 3. 红色滤光片疗法

5.4 弱视的脱抑制训练

项目目标

1. 了解视觉异常抑制的相关概念。
2. 了解脱抑制的目的及意义。
3. 熟悉视觉抑制的检查方法。
4. 熟悉脱抑制训练相关产品与道具。
5. 掌握脱抑制训练方法与步骤。

项目准备

1. 具备一定的视光学知识储备。
2. 具备一定的弱视基础知识储备。
3. 熟悉双眼视相关知识。
4. 熟悉视光学相关矫正与处理方法。
5. 熟悉视觉训练相关方法与意义。

项目内容

1. 视觉抑制的概念

抑制（Suppression）一般指的是病理性视觉抑制，主要是斜视、弱视等疾病出现的双眼视觉紊乱。弱视患者因为弱视眼较差与健眼视力相差较大，从而因为视觉发育的潜在选择性作用，使弱视眼处于抑制的视觉状态，避免对"好眼睛"造成干扰的结果。抑制能否通过治疗恢复，取决于抑制发生前双眼视觉的发育水平、双眼视觉的紊乱程度及抑制时间的长短等因素。

2. 脱抑制的目的及意义

由于弱视患者的弱视眼与健眼之间视力相差较为"悬殊"，往往会对弱视眼形成视觉抑制。弱视治疗一方面以提高弱视眼视力为主，另一方面视力的提高不代表弱视眼的视功能或视觉能力也得到很好的改善。因此，对于存在视觉抑制的弱视患者而言，在视力提高一定程度后，我们需要实施主动治疗的方法，让弱视患者的视功能水平得到提高,与视力的提高相平衡或相匹配。而脱抑制的治疗目的是让患者摆脱弱视眼视觉抑制的问题,真正达到既提高了视力,也改善了其视觉功能的弱视治疗目标。弱视患者脱抑制的目的在于改善患者双眼视功能、巩固弱视治疗的成果。

3. 视觉抑制的临床检查方法

临床上常用的检查视觉抑制方法有:棱镜片法、Worth-4 dots 法、Bagolini 线状镜以及同视机检查。以上方法都可以检查患者是否有抑制的视觉异常或能否进行双眼同时视的功能。

4. 脱抑制视觉训练的相关产品

脱抑制的方法主要是通过视觉训练脱抑制的训练方法,目前视光学中脱抑制的视觉训练相关产品较为丰富,较常用视觉训练方法有单侧实体镜、红绿阅读单位、红绿扑克牌和红绿阅读 TV。

5. 脱抑制训练方法与步骤

① 单侧实体镜脱抑制训练:首先,准备好道具(自带的卡通图片)并固定在仪器侧板上,把一张白纸放在仪器的底板上;然后,要求弱视患者的健眼(优势眼)通过透镜看侧板一侧固定的卡通图片,而弱视眼通过透镜注视底板上的白纸张;接着,令患者用笔在白纸上描绘出优势眼所看到的图画,而笔和画纸是用弱视眼在注视,此过程称为单侧实体镜的描绘训练,此过程要求患者必须做到双眼同时视,从而逐步达到消除抑制的效果;最后,此次脱抑制的视觉训练每天训练一次,每次 10 分钟左右,约持续 4 周时间后观察训练效果,另外在训练过程中可根据患者能力,应由易到难的难度依次训练(即画片的复杂程度由简单到复杂)。

② 红绿阅读单位:红绿阅读单位由红绿眼镜、红绿透明塑料片和阅读单位所组成。具体脱抑制的视觉训练步骤:首先,患者在屈光矫正的同时配戴好红绿眼镜;其次,利用红绿透明塑料片覆盖住阅读单位,即阅读单位的字体分别由绿色与红色条纹塑料片所覆盖;接着,让患者努力去阅读所看到的字体(字母),患者只有在双眼同时视的状态下,才能较好看到完整的字体,否则存在视觉抑制的弱视眼则会被诱发努力阅读,从而提升双眼视状态下弱视眼的感知能力,逐步形成摆脱抑制和完善双眼视功能的目标。常规训练时间为每天一次,每次 10 分钟,一个月后复查观察效果。

注意事项

1. 针对存在视觉抑制的弱视患者而言,在屈光矫正与遮盖治疗后的脱抑制视觉训练方法是对这类弱视群体的常规治疗方法。一般认为患者弱视眼达到 0.4~0.5 时,即可对患者进行脱抑制治疗。

2. 脱抑制治疗成功后并不是双眼视功能改善的最终目标,脱抑制治疗后的双眼视重建对于弱视患者而言,尤为关键,完成真正的双眼视重建才算是达到视功能改善的最终目标。

第 5 章 弱视双眼视功能分析与处理

项目总结

脱抑制训练	
视觉抑制	斜视、弱视等疾病导致的双眼视紊乱，使得弱视眼长期处于被抑制状态
脱抑制的意义	改善双眼视功能，巩固弱视治疗成果
视觉抑制的检查方法	1. 棱镜片法 2. Worth 4-dots 法 3. Bagolini 线状镜法 4. 同视机法
脱抑制视觉训练的方法	1. 单侧实体镜 2. 红绿阅读单位 3. 红绿扑克牌 4. 红绿阅读 TV

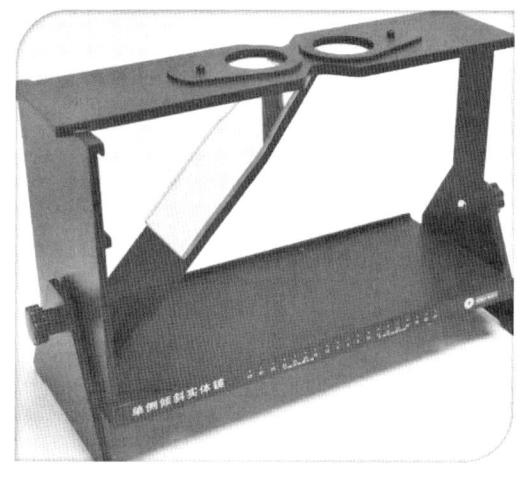

图 5-6　单侧实体镜

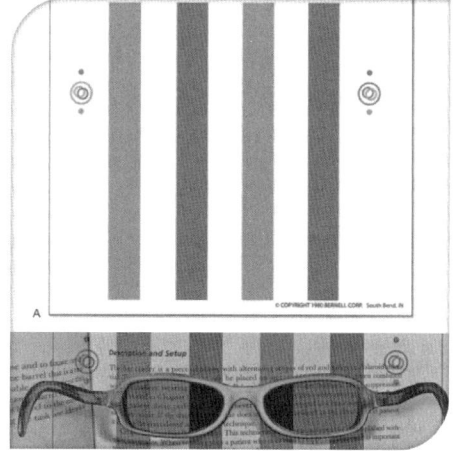

图 5-7　红绿阅读单位

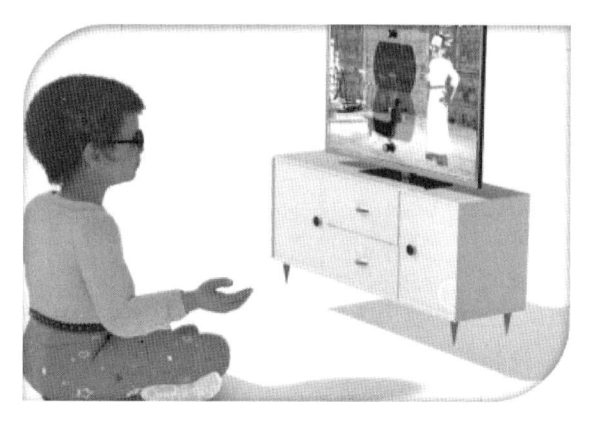

图 5-8　红绿阅读 TV

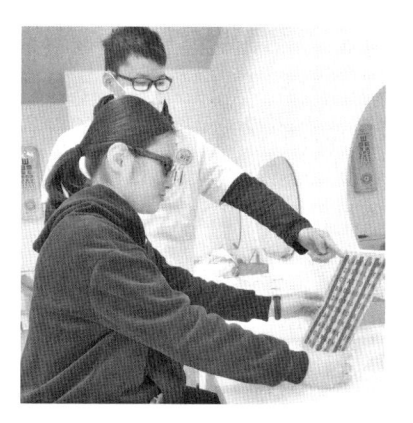

图 5-9　红绿阅读单位脱抑制训练

5.5 弱视的双眼视重建

项目目标

1. 了解弱视双眼视相关问题。
2. 熟悉弱视双眼视重建的意义。
3. 熟悉弱视双眼视重建的方法与步骤。

项目准备

1. 具备一定的视光学知识储备。
2. 具备一定的弱视基础知识储备。
3. 熟悉双眼视相关知识。
4. 熟悉视光学相关矫正与处理方法。
5. 熟悉视觉训练相关方法与意义。

项目内容

1. 弱视双眼视相关问题

弱视患者不仅仅是视力低下,还会造成相应的双眼视异常,弱视患者典型的双眼视问题包含视觉抑制、聚散功能异常(融像功能)、立体视觉降低、对比敏感度降低以及调节功能异常等。特别是屈光参差性弱视的患者,其双眼屈光状态及弱视的形成会严重破坏正常的双眼融像功能,因此,在临床弱视治疗和康复中,视光师不但要重视弱视眼的视力提高,还要注意在这个过程中,双眼融像等双眼视功能的重建。本节内容主要从弱视的双眼视重建出发,讲述双眼视重建在弱视治疗中的作用意义及实施的具体流程。

2. 弱视的双眼视重建意义

弱视治疗过程中,我们一直强调视力的提高并非弱视完全治愈的标准,弱视治疗的最终目标应为完整视功能的建立,即双眼视觉和立体视觉等视功能恢复正常。而双眼视的重建意义,就在于完善双眼视觉等功能,达到弱视完全功能的治愈。

3. 弱视双眼视的重建方法与步骤

虽然前文重点提到的治疗弱视的主要方法是屈光矫正和遮盖治疗,其作用能提高弱视眼视力的同时也在打破健眼对弱视眼的抑制,是逐步争取获得双眼融像功能的主要方法。但我们还需要一些视觉训练的方法,来帮助弱视患者实现双眼视觉功能的完善。弱视双眼视的重建主要是在弱视治疗的后期进行,也就是弱视眼视力接近正常值或接近健眼视力时,需要进行双眼视的重建。双眼视的重建一方面是要进行调节功能的训练,以增强调节功能的强度,摆脱因弱视所引起的调节功能障碍;另一方面要进行相关融像性训练,建立较好的融合功能及融像机制,扩大融像范围,甚至能逐步改善立体视觉能力,使双眼视趋于正常水平。具体的调节功能和聚散功能的视觉训练方法可参照第 10 章常见视觉训练道具与使用方法。

注意事项

1. 脱抑制训练是视觉训练方法之一,但须在双眼视重建之前进行,也只有当双眼有同时视的能力时,进行双眼视的重建才有效。

2. 弱视双眼视的重建应为弱视治疗整个过程的最后一步,一定是在其弱视眼视力接近正常值或双眼视力较接近时进行,因为没有较好的视力也就代表着不会有较好的双眼视觉潜能。

项目总结

弱视的双眼视重建	
弱视双眼视的问题	1. 视觉抑制 2. 融像功能低下 3. 立体视觉降低 4. 对比敏感度下降 5. 调节功能异常
弱视双眼视重建的意义	完善双眼觉功能,达到弱视完全功能的治愈
弱视双眼视重建的方法	1. 双眼视重建前需脱抑制 2. 调节功能方面训练 3. 融像功能训练(聚散功能训练) 4. 扩大融像范围(改善立体视觉)

章节总结

通过本章节学习我们了解了一个比较完整的弱视治疗过程,也熟悉了弱视治疗中最重要和最主要的治疗方法,弱视治疗是一个较为漫长和系统的过程。而弱视治疗的最终目的是要恢复正常的矫正视力,以及完善双眼视觉功能。我们对本章弱视治疗的总结,归纳出弱视治疗的一般流程和方法。主要是从最为重要的弱视治疗手段入手,包括屈光矫正、附加球镜或棱镜、遮盖或压抑治疗以及视觉训练这四个重要的弱视治疗方法,现通过表 5-2 通俗易懂地展现给大家。

表 5-2 弱视治疗综合处理方案

弱视治疗综合处理方案
第一步:合理的矫正屈光不正
第二步:若存在相关异常(如眼位问题),则需改善视轴对应情况 A. 若存在以下特征可考虑近附加正球镜: (1) 高 AC/A 比率;(2) 调节不足 B. 若存在以下特征则可考虑添加棱镜: (1) 远距离内隐斜;(2) 上隐斜
第三步:遮盖治疗(部分时间遮盖,2~6 小时/每天)或者使用阿托品抑制健眼(睡前在健眼滴一滴阿托品,每周 2 次)
第四步:视觉训练 A. 单眼:最大化提高单眼视力; B. 双眼:改善双眼视功能

第 6 章

与学习相关的双眼
视异常分析与处理

6.1 概述

项目目标

1. 了解学习障碍中视光学与其他学科联系。
2. 了解阅读困难的相关概念。
3. 熟悉阅读困难与视光师职责之间的关系。
4. 熟悉学习困难与视觉异常之间的联系。
5. 了解学习障碍的患者心理与生理的影响,关注这类群体在社会中自我认同感。

项目准备

1. 具备一定的视光学知识储备。
2. 熟悉双眼视相关知识。
3. 熟悉视光学相关矫正与处理方法。
4. 熟悉视觉训练相关方法与意义。

项目内容

一、学习障碍与阅读困难相关定义

1. 学习障碍(Learning disabilities)

学习障碍实际上是一种通称,指的是智力正常的人在阅读、书写、推理和计算等基础能力方面出现的困难现象。学习障碍往往被认为是由中枢神经所引起的功能性障碍。由于儿童处于环境的特殊性,因此学习障碍大部分发生在孩子身上。学习障碍儿童的诊断和治疗涉及的学科和领域较为广泛,如教育学、心理学、医学、脑科学及视觉学等,这些领域都是学习障碍需要研究的方向,且儿童学习障碍同样需要各个学科、各个专业、各个领域共同处理和治疗。

2. 阅读困难(Reading dyslexia)

阅读困难实质是儿童学习障碍一个重要的造成因素,也是视光学所面临的一个较为新颖的研究方向。阅读障碍也称失读症、难语症,是一种常见的学习障碍,其主要表现为阅读、书写等能力的缺失。阅读困难儿童的基数是庞大的,有研究显示中国的学龄儿童中 10%~15% 患有阅读障碍或表达性障碍,初步估计全国共有 2 000 万阅读障碍儿童。

3. 视认知概念

视认知是解释、分析以及告诉我们所看到的事物意义的能力,在阅读障碍的治疗中视认知的概念十分重要。视觉是复杂的,是人眼、大脑共同完成的对信息采集、加工、处理的全过程。

二、阅读困难与视光学关系

1. 视光师在阅读困难患者中扮演的角色

首先,对于存在学习障碍或阅读困难的儿童,作为视光师是有责任去评估患者情况,也应具备相关视觉知识去检查患者是否存在阅读障碍。其次,我们需要明确的是视光师在面对儿童阅读困难的问题时,我们所充当的角色是检查相关视光或视觉问题是否存在异常,以及减少或减轻阅读困难所带来的学习障碍问题。最后,视光师所进行的视觉治疗并不能直接解决学习或阅读问题,视觉治疗目标只是减少或消除与特定视觉缺陷相关的症状与体征,从而改善患者阅读困难的症状。因此,学习障碍的纠正一定是通过所涉及的相关学科通力治疗或解决的过程,而绝不仅仅依靠眼科或视光学科来解决。

2. 阅读困难与视觉关系

良好的视力不代表拥有良好的视觉,阅读困难的儿童往往视力是正常的,其阅读困难的病症更多是因为视觉能力出现异常。因此,视光临床工作中,我们既要关注视力,更需要关注视觉质量和视觉行为。

3. 阅读困难与视觉异常

与阅读相关的参数或功能包括了眼的调节、屈光状态、眼球运动、双眼视功能等,这些因素所引起的异常都有可能造成阅读困难的发生。

注意事项

1. 学习障碍相关问题是由多学科多方位和多领域所涉及,建立完整的多学科诊疗机制是治疗这类患者的重点。

2. 阅读困难虽与视觉学科紧密联系,但也不仅仅是视光师就能解决的问题。要明确视光师在此过程中的角色与职责,不能夸大其作用,更不能掩盖视光师所发挥的积极影响。

项目总结

与学习相关双眼视概述	
学习障碍定义	指智力正常者在阅读、书写、推理及计算等方面的基础能力出现困难
阅读困难定义	1. 儿童学习障碍重要因素之一 2. 常见的学习障碍,阅读书写等能力缺失
视认知定义	解释、分析及辨别外界事物的能力
阅读障碍中视光师职责	1. 检查和评估患者阅读困难程度 2. 减少或消除与特定视觉缺陷相关的症状与体征 3. 改善阅读困难症状 4. 仅能减缓而非完全治愈 5. 需要与其他学科合作,最大化解决患者学习障碍
阅读障碍与视觉关系	视觉质量与视觉行为的异常直接影响阅读障碍的发生

6.2 阅读困难的视觉问题分析

项目目标

1. 了解儿童阅读困难的临床表征。
2. 了解视认知与阅读困难相关的模型。
3. 熟悉儿童阅读困难与视觉异常之间的诊断。
4. 理解有关阅读困难的相关调查问卷。

项目准备

1. 具有一定视光学基础知识。
2. 具备一定双眼视觉相关知识。
3. 熟悉相关视光学矫正方法与原理。
4. 熟悉有关视觉训练的理论与方法。

项目内容

1. *阅读困难常见临床指征*

之前我们已经了解阅读困难患者大部分都是儿童患者，而存在阅读困难的孩子，在临床工作中我们发现常会有斜着眼睛视物、皱眉头、频繁眨眼睛、揉眼睛、会挡住一只眼睛看东西、斜颈看东西、避免近距离工作与阅读等指征的表现。因此，我们需要在检查中特别留意孩子看东西时的表现，尤其，是视近时的表现。另外，还应该在问诊时特别记录家长描述孩子的表现，这有益于我们发现和诊断孩子的阅读困难问题。我们也常常可以从家长口中得到这些信息：孩子在学校表现不好，甚至是学习成绩较差；不能在学习中发挥潜能；阅读存在很大的困难；讨厌去上学等一系列的问题。这些都可以作为对阅读困难的诊断性依据。

2. *阅读困难常见临床症状*

前文强调过阅读困难是儿童学习障碍的一个重要影响因素之一，而阅读困难也只是视觉问题造成学习障碍的总称，阅读困难的临床症状也是较为广泛的。阅读困难的儿童常会主诉视近时，字体会模糊或复视感、眼睛会不舒服甚至是头痛；一旦阅读困难症状较为严重时,还会使全身疲劳感、有深深的睡意;读书或写作业时,存在丢失文字或串行、跳行现象,甚至会感觉字体颠倒;另外,阅读困难的儿童还会喜欢用手指指着阅读单位方便定位和阅读,但阅读速度会格外的慢。因此,如果患儿具备以上两点或以上的临床症状,就应该怀疑儿童为阅读困难患者。

3. 视觉系统与阅读困难相关模型

了解视觉系统相关知识,才能深入理解阅读与学习和视觉系统是如何联系。在视觉系统中感觉是最为基础的部分,其次为眼球运动,最高层为视认知。视认知与我们很多行为有关,最为密切就是学习与阅读。最开始我们学习、生活等可能是依赖于触觉来感知,但随着逐渐成长及经验积累,视觉逐渐成为学习过程中主要的感知系统,因此视认知有障碍往往会影响学习的效果。对视认知的解释有两个模型:视觉-运动模型和视觉信息处理模型。在视觉信息处理模型中视认知包括了4种类型:视觉-空间技巧、视觉-分析技巧、视觉-运动整合技巧、视觉-听觉整合技巧。由此看出,在阅读和学习过程中,我们应用的不只是单一的视觉技巧,而是全部的技巧共同合作才能完成较好学习和阅读过程。表6-1的视觉三元模型,能初步归纳解释视觉信息处理的相关联系。

表6-1 视觉的三元模型

组成	包含的视觉功能
视觉通路完整性	1. 眼部健康 2. 视力 3. 屈光矫正
视觉效率	1. 调节功能 2. 双眼视觉 3. 眼球运动能力
视觉信息处理	1. 视觉-空间技巧 2. 视觉-分析技巧 3. 视觉-运动整合功能 4. 视觉-听觉整合功能

4. 阅读困难有关问卷调查

对有相关表现及高度怀疑为学习障碍或阅读困难的儿童,在检查或诊治前都应对儿童(家长)进行有关阅读困难方面的调查问卷。目的是一方面了解儿童学习障碍的程度以及对其影响大小,另一方面是更能让视光师对患者是否为学习障碍或阅读障碍的诊断有更好的判断,更充分的证明。表6-2的儿童阅读和学习史/习惯问卷及表6-3儿童阅读症状表现问卷,是国内外常用于阅读困难相关患者信息采取的问卷。

表6-2 儿童阅读和学习史/习惯问卷

问题	回答	潜在问题的类型
1. 什么时候开始出现阅读困难相关症状?	1. 从1年级开始 2. 从4年级(或以上)开始	视觉处理或语言 视觉效率

续 表

问题	回答	潜在问题的类型
2. 你的孩子是否喜欢你给他（她）阅读文章？	1. 喜欢 2. 不喜欢	视觉效率 语言
3. 孩子能够口头讨论阅读的文章及提出有建设性的问题吗？	1. 可以 2. 不可以	视觉效率 语言
4. 发音是否困难？	1. 是 2. 否	语言
5. 词汇的整合视觉上是否有困难？	1. 是 2. 否	视觉信息处理和语言
6. 对长难句的理解是否困难？	1. 是 2. 否	视觉效率
7. 阅读速度是否较慢？	1. 是 2. 否	视觉训练
8. 阅读是否经常丢失阅读位置、串字或串行？	1. 是 2. 否	视觉效率
9. 当字体足够大时，孩子阅读效率是否会更高？	1. 是 2. 否	视觉效率
10. 孩子的阅读表现是否会随着时间推移而恶化？	1. 是 2. 否	视觉效率
11. 阅读水平？	1. 低于2个以上的正常水平 2. 低于2个以内的正常水平	语言 视觉效率
12. 孩子是否会有希望避免阅读的问题？	1. 是 2. 否	视觉效率
13. 孩子上课时，摘抄黑板上的内容是否困难？	1. 是 2. 否	视觉信息处理
14. 孩子写作业是否存在困难？	1. 是 2. 否	视觉信息处理
15. 孩子在阅读时，是否会存在文字、数字和单词的颠倒，且超过了该年龄的预期水平？	1. 是 2. 否	视觉信息处理
16. 孩子是否对数字和文字的识别存在困难？	1. 是 2. 否	视觉信息处理

表6-3 儿童阅读症状表现问卷

以下有关阅读的情况发生频率如何？	从不	很少	偶尔	经常	总是
1. 阅读时，发生字体或单词漂移和模糊现象					
2. 阅读或写作业时，会存在头痛症状					

续 表

以下有关阅读的情况发生频率如何?	从不	很少	偶尔	经常	总是
3. 阅读时,存在丢失文字情况					
4. 阅读水平低于同龄人平均水准					
5. 阅读时,存在斜颈或喜欢闭上一眼情况					
6. 希望避免或不喜欢阅读和近距工作					
7. 阅读时,存在遗漏字体或字体错位情况					
8. 抄写黑板内容时会很困难					
9. 书写文字时,存在高低不齐现象					
10. 眼睛会有灼烧感、瘙痒感及流泪现象					
11. 阅读时,很难集中注意力					
12. 完成近距离作业的时间较长或不能按时完成					
13. 阅读时,离书本的距离较近					
14. 对于阅读的内容较难理解					
15. 每天都会使用大量时间在完成作业上					
16. 课堂上容易走神、瞌睡或开小差					
17. 有厌学的态度,甚至有不想上学的想法					
18. 容易打翻或撞到东西					
19. 容易选择放弃或不愿尝试新事物					

表6-3的儿童阅读症状表现问卷由孩子和家长共同完成,根据完成分数的总和来评估患者阅读困难的程度大小。其中,选择从不为0分,很少为1分,偶尔为2分,经常为3分以及总是为4分。完成问卷后,所有19项的分数总和根据数值区间,判断儿童的阅读困难情况。

症状评估标准:

总得分在20以下:不太可能存在阅读困难的影响;

总得分在20~25:可能受阅读困难的影响,但不明显;

总得分在26~30:阅读困难对患者影响可能性较大;

总得分在31~35:极有可能是较差的视觉功能和阅读障碍,且很影响患者的日常工作生活;

总得分在36分及以上(含46分):几乎可以确定患者是很差的视觉功能和很严重的阅读障碍,且非常影响患者日常工作与生活。

如果问卷评分高于20就要注意孩子的学习与阅读效率如何,要提起警惕;如果问卷评分超过了25分,则要建议孩子尽早到专业的医院进行相关视觉功能检查,并进行基于视觉与学习问题的诊断和治疗。

注意事项

1. 阅读困难大部分患者都是儿童,从家长获取相关信息或完成问卷调查是重要诊疗步骤。

2. 双眼视觉异常也是引起阅读困难的原因之一,不能忽视。

项目总结

阅读困难的视觉分析	
阅读困难指征	1. 斜颈视物 2. 皱眉、揉眼 3. 频繁眨眼 4. 喜欢闭上一眼视物 5. 希望避免近距离工作和阅读
阅读困难症状	1. 视近会模糊、复视 2. 眼睛不适、头痛 3. 全身疲劳、有睡意 4. 阅读或书写常串、跳行或丢失、颠倒文字 5. 阅读速度慢,需要手指辅助阅读
与学习阅读相关视觉系统模型	1. 视觉-空间技巧 2. 视觉-分析技巧 3. 视觉-运动整合技巧 4. 视觉-听觉整合技巧
问卷调查	1. 对象:有相关表现及高度怀疑为学习障碍或阅读困难的儿童 2. 时机:实施检查或诊治行为前 3. 目的:了解阅读困难患者的程度,辅助医生诊断与治疗

6.3 眼球运动的分类与视觉训练方法

项目目标

1. 熟悉眼球运动的概述及具体分类。
2. 熟悉眼球运动与阅读的关系。
3. 了解眼球运动的检查。
4. 掌握眼球运动相关视觉训练方法。

项目准备

1. 具有一定视光学基础知识。
2. 具备一定双眼视觉相关知识。
3. 熟悉相关视光学矫正方法与原理。
4. 熟悉有关视觉训练的理论与方法。
5. 熟悉阅读困难的相关视觉问题。

项目内容

1. 眼球运动的分类

正常双眼视必须由正常眼球运动维持,两者密切相关。任何程度的眼球运动功能异常都会引起双眼视功能的异常改变,因此,正常的眼球运动功能是健康双眼单视功能的基础。广义的眼球运动包括眼球转动、聚散、调节、眼睑运动、注视运动、扫视运动、跟随运动、前庭眼反射和视动性眼震。而我们常讲的眼球运动功能主要是指注视运动、扫视运动以及跟随运动,这三种眼球运动功能类型也是与阅读能力密切联系的。

2. 注视运动

注视运动指眼球在注视时,出现持续不断的运动的过程,此过程中眼球维持黄斑中心凹对准目标的能力,即为注视功能。

3. 扫视运动

扫视运动指骤发的、急速的眼位转动,能使视线快速对准所扫过的目标,使黄斑中心凹能再次对准目标的能力。扫视运动分为随意性扫视运动和反射性扫视运动。

4. 跟随运动

跟随运动指注视一个移动物体的准确度和范围的能力,良好的追随功能可在眼球运动同时确保双眼黄斑中心凹能固视目标不丢失。

5. 眼球运动与阅读关系

眼球运动的异常会直接影响儿童阅读的能力与水平,大量研究和数据也表明阅读障碍的患者主要是受眼球运动异常的影响。扫视运动在阅读时的表现尤为重要,扫视运动功能较差的孩子其阅读或学习能力也会较弱。在临床中也发现学习障碍或阅读困难的儿童在阅读过程中,不但阅读速度比同龄儿童更慢,而且注视的次数也增多,扫视定位会不准确和扫视的次数增加。

6. 眼球运动的检查

眼球扫视运动检查:粗略的检查可利用两支笔灯放置于被检者40 cm前,两支笔灯相距约10 cm,通过不停交替或随机闪烁笔灯,令患者看着亮着的笔灯,随机检查10次以上,并记录被检者出错率或通过率来判断患者扫视运动功能情况。检测道具笔灯也可替换为铅笔或其他小物体。

眼球跟随运动检查:跟随运动的常用检查方法为直接观察法,检查道具仅用一支笔灯即可完成,令笔灯常亮且在患者前40 cm处进行平滑匀速移动,令患者跟随笔灯的移动而眼球追随,但头部及身体固定不能移动。笔灯依次从左—右—左(一圈)、上—下—上(一圈)及两对角线(每个一圈),如米字线路径。若患者跟随注视准确则记为4+;依次跟随注视丢失则为3+;两次跟随注视丢失为2+;两次以上的跟随注视丢失则为1+;2分及以下就认为跟随异常。测量时先检查右眼,后检查左眼,最后检查双眼。

7. 眼球运动的视觉训练方法原则与步骤

研究表明,眼球运动功能是能通过视觉训练进行有效改善的,眼球运动地改善可以显著提高儿童阅读能力,一定程度缓解阅读障碍。视觉训练根据训练的时间与场地,分为家庭训练与医院训练。通常视觉训练都是以家庭训练为主,因为家庭训练的可操作性强且时间也较为充裕,而医院所进行的训练则主要以针对性的训练、大型设备仪器的训练和阶段性训练和检查为主。眼球运动的视觉训练主要以家庭训练为主,医院训练为辅。

(1)扫视运动训练:常用扫视运动视觉训练方法有远/近字母表训练、eyeport训练仪和连续数字训练表。而远/近字母表训练是我们常用的扫视运动训练方法,一方面其训练方法简单有效;另一方面是其所使用的道具简单、价格低廉。步骤如下。

第一步:命患者遮盖单眼进行,嘱咐患者对字母表第一行字母进行快速扫视,并令其念出第一个字母及最后一个字母。

第二步:令患者依次按行对字母进行扫视,并与第一步方式相同,直至最后一行扫视完毕。

第三步:让患者从第一行开始扫视,不同的是需要念出第二个字母及倒数第二个字母并依次按行进行扫视,直至最后一行进行完毕;而后则按照以上方法依次进行,直到把所有字母念完,则一次的训练完毕。

第四步:让患者继续对纵列进行扫视,按照横排的扫视训练方法进行,同样直至把所有字母念完即止。

不管是远字母表还是近字母表的扫视运动视觉训练方法都是一致的,不同的是所用字母表不一样和使用字母表时的视距不一样,近字母表一般在患者眼前 40 cm 处而远距离表则至少为 3 m 以上。

(2) 跟随运动训练:跟随运动的常用视觉训练方法有手电筒法、小钉板法、Dotting O's 图法及马斯登球法。这里列举马斯登球法的训练方法和步骤进行阐述。

第一步:需遮盖单眼,即先训练单眼后训练双眼。

第二步:嘱咐患者盯住目标,视光师令马斯登球进行不同眼位方向(水平、垂直、左下右上、左右右上等)匀速移动。

第三步:在道具移动的同时,视光师发出追踪目标或阅读目标的指令,并且在训练过程中记录患者训练进展,包括有无头部运动,追随时准确性及平滑性。

第四步:综合评估患者的跟随运动是否异常。

(3) 注视运动训练:注视运动的视觉训练目的是改善注视功能稳定性及注意力。

第一步:需遮住单眼,即先训练单眼后训练双眼。

第二步:叮嘱患者用手拿引导棒从患者耳后方出发,点击纸上每一个目标,如果未击中目标则回到耳后重复该动作。

第三步:观察并记录患者反应和命中率情况,以此判断患者的注视功能情况。

注视功能的训练可以采用不同设备进行,包括海丁格刷、小钉板和 Dotting O's 图等。

注意事项

1. 在进行眼球运动的视觉训练时,也应该同时进行聚散功能和调节功能等视觉训练,因为眼球运动的异常往往也会伴随双眼视觉异常。

2. 眼球运动的视觉训练常规是要每周练习 5~6 次,每次 10~20 分钟为宜,即每天进行 10~20 分钟的眼球运动功能的训练,视觉训练时应避免在患者视疲劳或疲惫时进行。

项目总结

眼球运动的视觉训练	
眼球运动分类	1. 注视功能:眼球维持黄斑中心凹对准目标的能力 2. 扫视功能:能使视线快速对准所扫过的目标,使黄斑中心凹能再次对准目标的能力 3. 跟随功能:在眼球运动同时确保双眼黄斑中心凹能固视目标不丢失的能力

续 表

眼球运动的视觉训练	
眼球运动与阅读障碍	正常的眼球运动功能是健康双眼单视功能的基础;眼球运动的改善能显著提高儿童的阅读水平
眼球运动的检查	扫视运动:笔灯交替观察法 跟随运动:笔灯轨迹追随法
扫视运动的视觉训练	远/近字母表训练、eyeport 训练仪和连续数字训练表
跟随运动的视觉训练	手电筒法、小钉板法、Dotting O's 图法及马斯登球法
注视运动的视觉训练	精准捕捉法和海丁格刷法等

6.4 手眼协调能力的训练

项目目标

1. 熟悉手眼协调能力的概念及内涵。
2. 了解手眼协调能力与阅读之间的关系。
3. 掌握手眼协调能力的视觉训练方法。

项目准备

1. 具有一定视光学基础知识。
2. 具备一定双眼视觉相关知识。
3. 熟悉相关视光学矫正方法与原理。
4. 熟悉有关视觉训练的理论与方法。
5. 熟悉阅读困难的相关视觉问题。
6. 熟悉眼球运动的基本概念与训练方法。

项目内容

1. 手眼协调的相关概念

在视觉与学习的联系上，存在着其他的视觉概念，如视觉注意（眼球运动）、视感知、视觉记忆、视觉构造能力以及手眼协调。其中，针对儿童阅读或学习能力的改善，手眼协调功能显得尤为重要，手眼协调主要指在视觉的配合下手部所进行的精细动作的协调能力。

2. 手眼协调与阅读学习之间的联系

我们在学习过程中不单单是脑部功能与知识的角力，各种外部的知识或信息要通过各种感知传输入大脑皮层，而大部分的知识都是通过视觉介质来传输的，我们还要通过手部的应用来记录或完成相应的作业或任务。因此，手眼协调的功能是我们学习或阅读中不可或缺的一组重要能力，正常的手眼协调功能才能使儿童书写自如和较为灵敏地捕捉外界物体。

3. 手眼协调的视觉训练方法

手眼协调能力的训练方法非常多,大多数的训练方法都是以游戏的方式进行,故趣味性较强而针对孩子的训练效率和效果也会较好。手眼协调的训练方式小到一个折纸游戏、串珠子游戏,大到一个运动项目,如投篮等都可以作为手眼协调能力的训练方法,因此手眼协调的训练方法丰富多样。但是如何更有针对性、更有效地进行训练我们还要讲究科学性及专业性,显然对于手眼协调训练我们要有一套训练的模式方能达到令人满意的结果。针对低龄儿童,我们可以采用线条描绘(图6-1)、形状描图和拼接积木等视觉训练方法训练低龄儿童的手眼协调能力;针对大一点的孩子,可以通过捕捉玩具球、敏捷抓球运动等游戏来达到提高手眼协调能力的目的;而针对大龄儿童,可以通过与孩子打乒乓球、羽毛球等方式改善手眼协调能力。在进行手眼协调的视觉训练时,一方面要注意训练的难度由易到难、由简单到复杂的过程;另一方面要严格控制训练时间,一般以每天训练20分钟以内为宜,每周训练5次为佳,并且避免在疲劳或身体和心理不稳定情况下进行训练。最后,应至少每个月进行一次训练后的效果检验,效果检验可以是根据相关手眼协调游戏的通过率和优秀率评价,也可以通过相关双眼视检查和视觉信息处理的参数来评估。

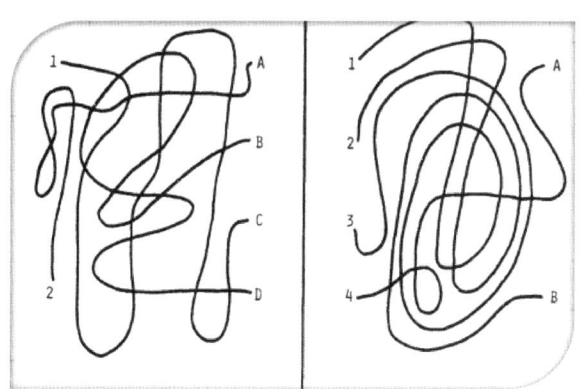

图6-1 线条描绘图(训练手眼协调能力)　　图6-2 旋转盘(训练手眼协调能力)

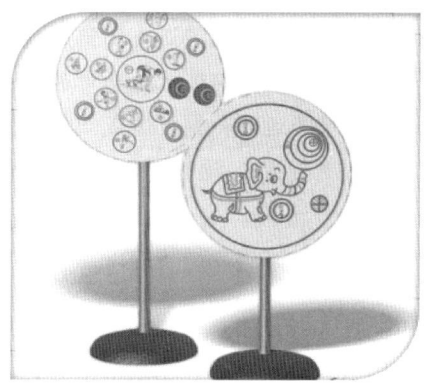

注意事项

1. 手眼协调能力不但影响阅读和学习状态,也与许多生活能力密切相连。

2. 大部分因为视觉的诱因而发生阅读困难的孩子,往往都发生在眼球运动功能(视认知)较差和手眼协调能力较差的孩子身上。而聚散功能和调节功能等异常一般不会造成较为严重的阅读障碍。

项目总结

手眼协调能力的视觉训练	
手眼协调能力含义	在视觉的配合下,手部进行的精细动作的协调能力
手眼协调与阅读联系	1. 是学习和阅读不可或缺的一组功能 2. 对书写与捕捉外物尤为重要
手眼协调的视觉训练方法	1. 低龄儿童以线条描绘、形状描图训练为主 2. 适龄儿童以捕捉训练、抓球运动为主 3. 大龄儿童以乒乓球、羽毛球等球类运动为主
手眼协调的视觉训练模式	1. 每周5次,每次以一天20分钟为宜,避免疲劳状态训练 2. 训练难度由易到难、过程由简单到复杂 3. 周月至少进行一次视觉训练效果检验

章节总结

本章内容主要围绕着阅读障碍展开讨论,并且着重强调眼球运动对于阅读与学习影响的重要性。而眼球运动中的扫视运动和跟随运动又表现得较为关键,较差的扫视运动和跟随运动会直接造成阅读功能障碍,表6-4总结了眼球扫视与跟随运动异常的临床表现与指征,通过归纳分析能初步识别出眼球运动存在异常的情况。

表6-4 眼运动功能障碍的症状和体征

	扫视运动功能障碍	跟随运动功能障碍
临床症状	临床症状常与眼睛阅读有关 1. 头部存在频繁移动现象 2. 频繁错失目标 3. 看词/字不全 4. 阅读常跳行串字 5. 阅读速度慢 6. 理解能力差 7. 注意力跨度短 8. 抄写黑板内容较为困难 9. 对于数列问题,算术较为困难 10. 使用电脑扫描表进行标准化心理或教育测试存在困难	1. 头部存在频繁移动现象 2. 运动能力表现较差 3. 阅读困难
体征(指征)	1. 低于年龄水平的阅读能力 2. 发育中的眼动测试得分低于总分值15% 3. NSUCO动眼神经测试低于年龄标准分数	NSUCO动眼神经测试低于年龄标准分数

第 7 章

与电脑相关的双眼视异常分析与处理

7.1 概述

项目目标

1. 了解与电脑相关双眼视异常的相关概念。
2. 熟悉电脑视觉综合征的临床表现与体征。
3. 熟悉电脑视觉综合征的相关病因。
4. 熟悉电脑视觉综合征相关检查项目。

项目准备

1. 具有一定的视光学基础知识。
2. 具备一定的双眼视觉相关知识。
3. 熟悉相关视光学矫正方法与原理。
4. 熟悉有关视觉训练的理论与方法。
5. 了解与电脑相关双眼视异常的基础知识。

项目内容

一、电脑视觉综合征的相关概念

1. 视频显示终端（Video display terminal，VDT）

在信息化大时代，我们离不开计算机、平板等显示终端，因频繁操作电脑等视频显示终端（VDT）会产生一系列全身症状反应的综合征。与使用视频终端综合征相关的症状大致可分为4个主要方面：双眼屈光问题、双眼视觉问题、眼部和全身健康问题以及人体工程学问题。这四种问题都可以通过适当的环境改善和相关注意事项来实现问题的解决。

2. 电脑视觉综合征（Computer vision syndrome，CVS）

电脑视觉综合征被认为是一组与电脑使用相关的问题，即人们长时间近距离操作电脑或从事电脑相关工作而引起的一系列眼部不适的视觉问题。因此，电脑视觉综合征大部分是由于视频显示终端所引起的视觉方面的问题与不适。

二、电脑视觉综合征的临床表现与相关体征

1. 电脑视觉综合征的临床表现

虽然患者经常抱怨在阅读或其他近距离工作时,会表现出视觉不适症状,但患者的大多数临床表现都与电脑使用直接有关。在大多数情况下,当用眼的视觉需求超过了本身舒适工作的视觉能力时,相关症状就会表现出来。每天需要使用电脑 2 小时以上的人群是出现相关症状的高危人群,电脑视觉综合征的患者常会抱怨眼睛易疲劳、头痛、视力模糊、复视、困倦、注意力不集中、理解力丧失,如果长期承受甚至会出现眼睛牵拉感、屏幕文字出现移动的视觉异常(图 7-1)。

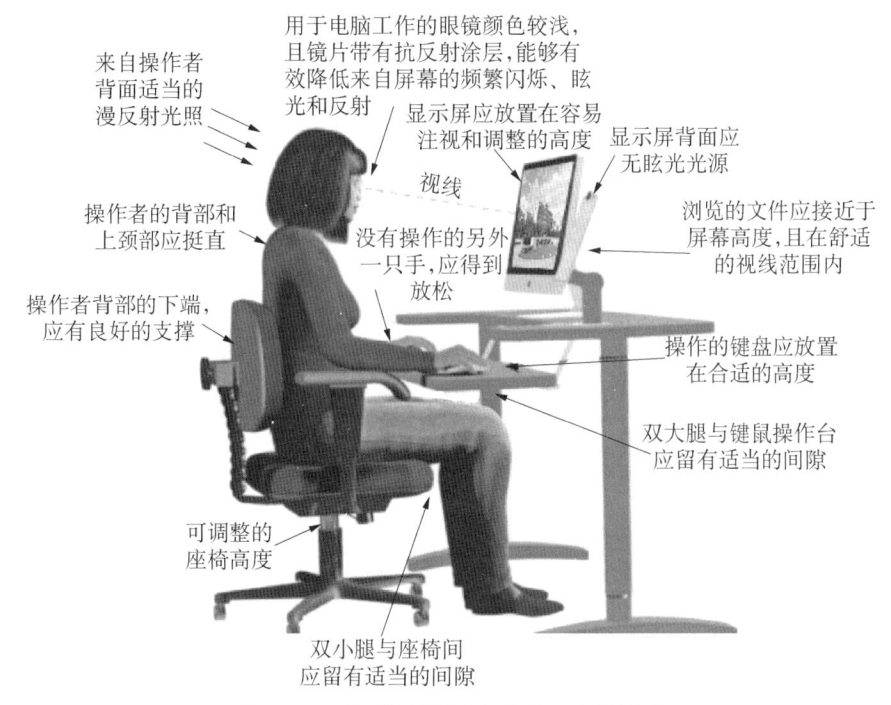

图 7-1 电脑视觉综合征人体工程学影响

2. 电脑视觉综合征的相关体征

相关体征主要表现为眼表和泪膜功能异常,如结膜充血、泪膜破裂时间缩短等;还会与双眼视聚散功能和调节功能异常紧密联系,相关双眼视参数与数据低于正常值范围,甚至各项指标都大幅度下降,这些双眼视异常都是电脑视觉综合征的相关体征表现。视觉相关症状还会与屈光不正有关,对于老视的患者,其症状的表现往往与其双眼视状态或使用电脑时的配镜处方有关。因此,在临床中给予这类患者的配镜处方或配镜类型就尤为重要,是需要单光或双光矫正还是渐进多焦点或三光镜片矫正都是非常重要的知识。这些体征对于患者缓解电脑视觉综合征的困扰都是比较关键的。

三、电脑视觉综合征的其他内容

1. 电脑视觉综合征相关危险因素

产生电脑视觉综合征的诱因很多,虽然前文提到了主要与视频显示终端的使用有关,但是具体有何关系或如何影响也需要明确。例如,显示终端本身的显示情况、工作条件与环境情况、用眼习惯、患者屈光状态、双眼视功能以及眼部和全身性因素等都会影响到电脑视觉综合征相关临床表现的轻重。现详细说明相关危险因素对CVS产生的具体影响原因。

① 视频终端显示器:CVS的产生最直接的危险因素就来自视频显示终端(VDT)本身,终端的放置位置及高度、显示终端的分辨率或亮度等都会让不同的使用者感到不适,且在此过程中使用者可能会调动最大化的视觉能力,尽可能地去看清屏幕的目标,长时间超负荷的眼球运动会令操作者患上电脑视觉综合征的概率陡然上升。

② 不适宜或不合理的工作条件:不适宜的工作条件主要指患者操作电脑时的配备或功能与自身条件存在不协调的情况。如工作电脑台、座椅等与使用者本身的身材、高度等不匹配;电脑配备的鼠标、键盘等与操作者本身不适应;操作者本身在操作时的不良习惯或不合理的姿势等,都是不适宜或不合理的工作条件,从而加剧了电脑视觉综合征的症状。

③ 周围环境因素:办公室往往是空调密闭式的环境,室内干燥程度较严重;另外,由于室内外不常通风,易造成室内的空气循环不良,室内滋生细菌,空气污浊等会引起角结膜的干燥,甚至引起相关的干燥症。这些无疑都会使患者的电脑视觉综合征症状愈加严重。

④ 用眼习惯:这里所指的用眼习惯主要包括两个方面。其一,操作者本身过分依赖于视频显示终端的使用或长时间使用VDT而不停止的行为,这种习惯不仅会使眼睛进入严重疲劳状态,还会引起眼球内部结构等处于异常状态,如睫状肌处于收缩状态而不会舒张;另一方面,因为患者在使用显示终端时,没有瞬目(眨眼)等正常眼部动作,这种不良的用眼习惯会造成干眼症状加重,从而直接加重电脑视觉综合征的症状。

⑤ 患者的屈光状态:只要患者有屈光不正的问题,无论患者的屈光状态如何,都会相应影响电脑视觉综合征的发生。如远视眼的患者需要付出更多调节视近,容易造成视疲劳症状;近视患者视近调节与集合功能容易失调,也会造成视疲劳的状况;屈光参差与老视等问题更会严重加剧电脑视觉综合征的发生。因此,任何的屈光不正都是电脑视觉综合征诱发的危险因素。

⑥ 聚散功能和调节功能异常:双眼视觉的异常均会对电脑视觉综合征产生直接的影响,故诊断是否为CVS时,常常会进行视功能的检查。

⑦ 眼部与全身健康因素:前文提到眼表和泪膜等功能异常往往会是CVS的体征表现,而患有全身性疾病的患者在使用VDT时,往往其工作条件、用眼习惯等危险因素的发生也会较为明显。

2. 电脑视觉综合征相关临床检查

针对电脑视觉综合征所需要的做的检查,首先,应该进行详细的问诊和临床评估,有针对性的询问关于其视频显示终端的使用情况及相关用眼习惯;其次,还要对其进行有关视频显示终端使用的问卷调查(表7-1),了解患者的相关情况;接着,还应对患者进行较为全面的双眼视功能检查,包括远距离和近距离融像性辐辏和调节功能相关参数等,都需要有详细的数据作为评估的支持;最后,综合患者的工作条件、屈光状态、VDT使用情况、双眼视功能情况以及所表现出来的临床症状等,进行全面鉴别诊断和评价,得出合理的解释和诊断。

表7-1 关于电脑等电子产品使用的调查问卷

第一部分:症状表现问卷										
视觉影响	工作时					生活时				
	从不	很少	偶尔	经常	总是	从不	很少	偶尔	经常	总是
远视力模糊	1	2	3	4	5	1	2	3	4	5
近视力模糊	1	2	3	4	5	1	2	3	4	5
视疲劳	1	2	3	4	5	1	2	3	4	5
眼干	1	2	3	4	5	1	2	3	4	5
复视	1	2	3	4	5	1	2	3	4	5
畏光	1	2	3	4	5	1	2	3	4	5
颜色失真	1	2	3	4	5	1	2	3	4	5
身体影响										
头痛	1	2	3	4	5	1	2	3	4	5
颈部/肩部/背部酸痛	1	2	3	4	5	1	2	3	4	5
手腕酸痛	1	2	3	4	5	1	2	3	4	5
第二部分:工作环境问卷										
工作条件(环境)	工作时					生活时				
使用VDT时视觉矫正情况	未矫正	单眼视	双光镜	渐进镜	隐形眼镜	未矫正	单眼视	双光镜	渐进镜	隐形眼镜
是否曾被建议进行何种屈光矫正后再操作VDT?	未矫正	单眼视	双光镜	渐进镜	隐形眼镜	未矫正	单眼视	双光镜	渐进镜	隐形眼镜
每天使用VDT时长(小时)	小时					小时				
清洁显示屏频率	从不 1	很少 2	偶尔 3	经常 4	总是 5	从不 1	很少 2	偶尔 3	经常 4	总是 5

续 表

工作习惯：
a. 间歇性使用——累积少于 1 小时；b. 间歇性使用——累积多于 1 小时；c. 持续性使用——根据需求，没有固定休息时间；d. 持续性使用——有规律的休息时间；e. 持续性使用——没有休息，甚至占用吃饭时间

使用 VDT 工作的时间有多久了？				
工作距离	工作时		生活时	
眼睛与显示屏幕的距离	_____cm		_____cm	
显示屏是否能倾斜？	可以	不可以	可以	不可以
显示屏高度是否能调整？	可以	不可以	可以	不可以
屏幕顶部与眼睛水平位置关系	高过眼睛/恰好水平/低于眼睛位置		高过眼睛/恰好水平/低于眼睛位置	
眼睛与键盘的距离	_____cm		_____cm	
眼睛与资料距离	_____cm		_____cm	
参考资料的位置	在屏幕外/屏幕下		在屏幕外/屏幕下	
	如果在屏幕外，是靠近键盘还是屏幕？键盘/屏幕		如果在屏幕外，是靠近键盘还是屏幕？键盘/屏幕	
	高度是否可以调整？ 是/否		高度是否可以调整？ 是/否	
显示器支撑物是什么？	直立/桌上/单独的显示系统		直立/桌上/单独的显示系统	
	是否可以调整？是/否		是否可以调整？是/否	
是否不需要太明显的头部及颈部移动就可以看到相关资料？	是/否		是/否	
工作环境	工作时		生活时	
显示屏幕： 1. 字体颜色 2. 字体大小 3. 背景颜色 4. 你是否注意到屏幕闪烁？ 5. 你是否使用清晰字体？ 6. 屏幕的刷新频率如何？ （75~80 为宜，最低为 60） 7. 是否有防眩光片？	1. _____ 2. _____ 3. _____ 4. 是/否 5. 是/否 6. _____ 7. 无/玻璃片/网格		1. _____ 2. _____ 3. _____ 4. 是/否 5. 是/否 6. _____ 7. 无/玻璃片/网格	

续 表

照明类型	1. 仅有头顶荧光灯 2. 仅有头顶白炽灯 3. 头顶既有荧光灯也有白炽灯 4. 头顶有荧光灯而白炽灯直接照射	1. 仅有头顶荧光灯 2. 仅有头顶白炽灯 3. 头顶既有荧光灯也有白炽灯 4. 头顶有荧光灯而白炽灯直接照射
一般照明： 1. 房间亮度 2. 窗户亮度 3. 窗户亮度控制窗帘/百叶窗 4. 台灯亮度	1. 亮/中等/暗 2. 亮/中等/暗 3. 亮/中等/暗 4. 亮/中等/暗	1. 亮/中等/暗 2. 亮/中等/暗 3. 亮/中等/暗 4. 亮/中等/暗
环境： 1. 墙壁 2. 桌子表面 3. 椅子	1. 颜色：光滑/粗糙 2. 颜色：光滑/粗糙 3. 可调节？是/否 　是否有背靠？是/否	1. 颜色：光滑/粗糙 2. 颜色：光滑/粗糙 3. 可调节？是/否 　是否有背靠？是/否

注意事项

1. 电脑视觉综合征只是电脑使用综合征在视觉方面所表现的异常，而电脑使用综合征可能还会造成全身性的生理及心理上的疾病，而并不只会造成视觉异常。

2. 在诊治因电脑使用而产生视觉异常或相关疑似的患者前，都应进行关于电脑使用的问卷调查，这对我们鉴别诊断尤为重要。

项目总结

与电脑相关双眼视异常概述	
视频显示终端（VDT）	因频繁操作电脑等视频显示终端（VDT）而产生一系列全身症状反应的综合征，包含4个方面： 1. 双眼屈光问题 2. 双眼视觉问题 3. 眼部和全身健康问题 4. 人体工程学问题
电脑视觉综合征（CVS）	一组与使用电脑相关的问题，即人们长时间近距离操作电脑或从事电脑相关工作，而引起的一系列眼部不适的视觉问题
CVS临床表现	使用电脑2小时以上的人群为高危人群： 1. 眼睛易疲劳、头痛 2. 视力模糊、复视 3. 困倦、注意力不集中、丧失理解力 4. 甚至会出现眼睛牵拉感、屏幕文字出现移动的视觉异常
CVS相关体征	1. 眼表和泪膜功能异常 2. 双眼视聚散功能和调节功能异常

续 表

	与电脑相关双眼视异常概述
CVS 相关危险因素	1. 视频终端显示器的显示情况 2. 不适宜或不合理的工作条件 3. 周围环境因素 4. 患者用眼习惯 5. 患者屈光状态 6. 聚散功能和调节功能异常 7. 眼部和全身健康状况
CVS 相关临床检查	1. 针对性的问诊与评估 2. 电脑等显示终端使用的调查问卷 3. 全面的双眼视功能检查 4. 综合评估(工作条件、VDT 使用情况、屈光状态、双眼视功能等)

7.2 与电脑相关的双眼视问题分析与处理

项目目标

1. 掌握与电脑相关的双眼视问题的分析思路。
2. 掌握与电脑相关的双眼视问题的临床评估方法。
3. 熟悉与电脑相关的双眼视问题的视功能数据意义。
4. 掌握与电脑相关问题的视光学处理方法。

项目准备

1. 具有一定的视光学基础知识。
2. 具备一定的双眼视觉相关知识。
3. 熟悉相关视光学矫正方法与原理。
4. 熟悉有关视觉训练的理论与方法。
5. 了解与电脑相关双眼视异常的基础知识。
6. 了解与电脑相关的双眼视异常的临床表现及相关病因。

项目内容

1. 与电脑相关的双眼视分析思路

前文提到这类患者有与视频终端密切接触史,此为诊断的关键特征之一。前文也重点强调了针对高度怀疑电脑视觉综合征(CVS)的患者,应接受完整的关于电子产品等使用的问卷调查,这是全面掌握患者动态信息的重要一步,也是深入分析患者状态的核心步骤,对于分析和诊断CVS提供了充实的基础。此外,视光师还要关注到患者是否存在CVS相关危险因素,如使用VDT的频率较为频繁、工作环境等较为恶劣(尤其指用眼环境)、全身身体状况以及患者本身眼健康存在异常等。在以上分析基础上再进行相关检查,如患者屈光状态、双眼视功能等,从而综合分析患者CVS的具体病因,并最终形成电脑视觉综合征的诊断。

2. 与电脑相关双眼视问题的临床评估方法

① 病史采集及主诉:前文已有非常详尽的介绍,病史采集主要内容有5个方面:患

者基本信息,包括年龄、生活与社会关系等;患者的工作详细情况,包括工作性质和工作内容等;患者的全身状况及既往史;患者的眼部状况及就诊史;患者的相关临床表征。另外,患者的主诉也是我们临床评估的重要参考之一,患者就诊的目的及亟须解决的问题,都是接待此类患者所需要关注到的问题。

② 工作环境的评估:电脑视觉综合征往往与患者的工作环境有着较为密切的联系。工作环境具体包括了以下5个方面:视频终端的放置位置(包括角度、工作距离等)及其显示参数情况;工作周围环境的照明情况和是否存在眩光等;室内办公环境的空气质量、温度与湿度等;办公桌椅高度等舒适度情况;工作持续时间或强度情况。

③ 相关眼部检查的评估:眼部的相关评估也是评估CVS的重要临床评估方法之一,其评估主要包括以下3个方面:患者的眼表情况,尤其是泪液分泌质量与泪膜功能等;患者的屈光状态及双眼视功能情况;患者的相关眼健康问题。

通过以上三种临床评估方法,进一步甄别患者电脑视觉综合征的具体异常问题,为后续检查与治疗处理,提供充实保障与坚实的基础。

3. 视功能及眼部相关参数意义的解释

在测量调节功能相关参数时,我们通常是在40 cm处进行,但这不符合我们在使用视频终端的距离,若直接参考40 cm的检测结果则会造成误差。解决这个问题的办法是在40 cm测量的同时,也在常用视频终端的距离再进行一次检查,利用两次检查结果的差异分析视功能存在的问题。另外,我们还可以利用MEM动态检影的方式对患者进行调节功能的检查,这种检查方法针对电脑视觉综合征的患者非常有效,能够迅速精确查找到引起患者CVS的视功能问题。还要重点强调一下患者的瞳孔大小对于电脑视觉综合征患者的影响:一方面如果没有足够的光线就会使患者产生较大的瞳孔,进而使屏幕字体与实际焦距形成失真感,会加重相关症状。可以通过改变光照强度以及屏幕亮度等进行调节。而眼部另外一个重要参数则是泪膜的质量,即泪膜的完整性对于视屏终端的使用者也至关重要,如果频繁盯着显示终端而忘了正常瞬目动作,持续一段时间则会加重电脑视觉综合征的临床症状。因此,眼部的瞳孔大小及泪膜的完整性,这两个参数针对电脑视觉综合征有着重要意义。

4. 与电脑相关的视觉问题视光学处理方法

电脑视觉综合征的处理一定是全方位、综合一体化的,并非仅局限于某些方面或某个部分。甚至还会涉及人体工程学的问题,因为电脑视觉综合征往往只是全身症状一部分的表现,想要达到很好的改善效果可能还需要"多管齐下"综合完善。这里,我们主要介绍电脑视觉综合征的视光学处理理论与方法。

① 屈光不正的光学矫正:通过前面的章节我们知道视疲劳等症状,常常是由于未矫正的屈光不正所引起,而未矫正的屈光不正问题也是引起电脑视觉综合征的重要因素之一,利用光学矫正屈光不正后症状往往会得到较好的改善。例如,未行屈光矫正的远视患者,一方面必须适应电脑工作距离,并需付出额外的调节力来克服未矫正的远视;另一方面,由于长时间的适应,使得眼外肌疲劳从而引起或加重了CVS的症状。实

际上，这些症状的主要原因都是未矫正的屈光问题所引起，因此，对于 CVS 的视光学处理方法的第一步是得进行合理的屈光矫正。矫正未矫正的屈光不正或纠正错误的屈光矫正问题，都属于合理的屈光矫正范畴，都属于解决 CVS 的视光学处理的主要方法。

② 视觉训练：双眼视觉的视觉训练是处理 CVS 的一个重要视光学方法，而且其具有长效性和无创性的特点。通过视觉训练使得双眼视功能得到纠正和改善，患者在使用视频终端时的负荷能力就会随之增强，因此，视觉训练是解决电脑视觉综合征的一个重要步骤和方法。

③ 镜片下加光（ADD）：镜片下加光在处理 CVS 中也起到了重要作用，比如调节功能较差和集合过度的患者，配戴近附加的眼镜可以在办公距离中获得较好的阅读舒适区。值得注意的是，我们指的办公距离是患者在看电脑时的距离，即有别于远距离和近距离，我们可称之为中距离，在验配眼镜时的下加光问题，也要按照中距离（一般为 75 厘米以上）进行验配计算，还要根据患者用眼习惯等进行镜片及镜架的调配。

④ 水平或垂直棱镜：棱镜主要用于由于眼位所引起的双眼视觉异常的问题，眼位异常的患者也常会被电脑视觉综合征所困扰，其临床表征会表现为视频、文字会有复视感，而且常会因此恶心呕吐。而棱镜能暂时解决患者异常双眼视觉问题，从而有效避免了一些电脑视觉综合征的不良反应，但棱镜通常不建议长期配戴使用。

⑤ 手术：主要是屈光手术和斜视手术。屈光手术能够改善屈光参差不等像、高度屈光不正的光学矫正镜片成像等问题；斜视手术可能有助于改善由于斜视所引起的双眼视觉异常问题。屈光手术和斜视手术能在一定程度上改善电脑视觉综合征的症状。

⑥ 眼部健康管理：眼健康情况也是电脑视觉综合征处理的一个重要环节，包括泪膜的完整性及泪液分泌质量等，这些都会直接影响到患者视觉综合征的症状程度。因此，在这部分患者中，要着重注意治疗或改善他们的干眼情况。一方面可以针对这部分患者进行干眼治疗，以改善泪膜和泪液的质量；另一方面是要尽量在湿度、温度和空气较缓和舒适的环境下工作，这非常有利于改善干眼的问题，也很大程度避免了电脑视觉综合征所带来的负面影响。

⑦ 人体工程学问题：人体工程学泛指影响个体周围的环境和事务等，而在电脑视觉综合征中所涉及的人体工学问题，主要指使用视频终端的环境与条件情况，如照明条件、眩光程度、桌椅高度和舒适度情况、屏幕的频闪和亮度情况等，都是与 CVS 相关的人体工程学问题。所以针对影响 CVS 的人体工程学问题，我们应尽量调配到最为合适的环境，这样能很大程度上有助于解决电脑视觉综合征的症状。

注意事项

1. 电脑视觉综合征的问题是多层次、多方面的，而非只是单层次、单方面的问题；同样，电脑视觉综合征的处理也是全方面综合一体化的，并非只是解决单一问题就可以得到完全改善的。

2. 人体工程学是一门较为系统专业的学科，本节提及的主要与电脑视觉综合征有关的知识，且较为浅显，目的在于强调或告诫大家需要重视这方面的影响因素。

项目总结

	与电脑相关的双眼视问题分析与处理
临床评估方法	1. 病史采集及主诉：基本信息、重要讯息及亟待解决的问题 2. 工作环境的评估：视频终端位置、照明情况、空气环境、桌椅等舒适度、工作持续强度 3. 相关眼部检查的评估：眼表情况，包括泪膜完整度及泪液分泌质量；屈光状态及双眼视功能状况；眼健康情况
视功能及眼部相关参数意义	1. 视功能测量与分析注意距离问题 2. MEM 动态检影有助于获取精确视功能数据 3. 瞳孔大小所引起的焦深等变化影响 4. 干眼问题所引起的意义
视光学处理方法	1. 屈光不正的光学矫正：矫正未矫正的屈光不正或纠正错误的屈光矫正处方 2. 视觉训练：增强使用视频终端的负荷能力 3. 下加 ADD：改善调节不足和集合过度患者症状 4. 棱镜：改善双眼视觉异常的问题 5. 手术：屈光不正手术及斜视手术 6. 眼部健康管理：干眼问题，包括泪膜完整度、泪液分泌质量和瞬目习惯 7. 人体工程学问题：主要指办公环境和条件

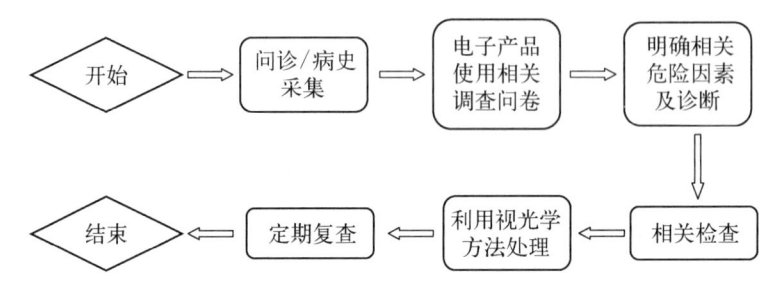

图 7-2 与电脑相关的双眼视问题分析流程

第 8 章

与屈光手术相关的双眼视异常分析与处理

8.1 概述

项目目标

1. 了解屈光手术的定义及分类。
2. 了解屈光手术相关原理和意义。

项目准备

1. 熟悉视光学基础理论知识。
2. 熟悉眼科学基础内容。

项目内容

1. 屈光手术的定义

屈光手术是以手术方式改变眼的屈光状态,从而使外界物体在视网膜上清晰成像,改善视功能。随着科学技术发展、手术技术的提高、人工晶体的改进以及人们对视觉质量要求的提高,越来越多的人会选择手术来解决屈光不正所带来的困扰。

2. 屈光手术的分类

一般常以手术部位来分类,包括:角膜屈光手术、眼内屈光手术和巩膜屈光手术。大部分患者的手术方式都是通过角膜屈光手术进行,而角膜屈光手术以激光性角膜屈光手术为主,目前主流的手术方式主要包括全飞秒激光手术、半飞秒激光手术以及经角膜上皮的全准分子激光角膜切削术。

3. 屈光手术的原理

角膜的屈光力占眼球总屈光力的 2/3,因此,改变角膜屈光力即可改变眼球的屈光状态,这也是角膜屈光手术能成为主流的屈光手术的主要原因之一。另外,激光角膜屈光手术具有安全性、有效性、准确性、稳定性等特点,也是其发展迅速的重要原因之一。角膜表面中央经过激光切削后,可以得到配戴凹透镜的效果,达到矫正近视的目的;而角膜表面周边部经过切削后,可以得到配戴凸透镜的效果,从而达到矫正远视的目的;还有椭圆形切削或圆枕状切削陡峭子午线角膜表面即可达到矫正散光的效果。这就是屈光手术施行的基本原理。

4. 屈光手术的意义

屈光手术一方面可以矫正近视、远视及散光屈光不正,另一方面可以解决患者配戴眼镜时屈光参差所造成不等像问题、解决患者屈光状态的问题以及解决患者双眼交替视的问题等。

注意事项

1. 屈光手术并非能达到治疗屈光不正的效果,即屈光手术不会改变原有的眼球形态及生物参数,而是达到矫正屈光不正的目的。

2. 大部分屈光手术的方式都是通过角膜屈光手术完成,小部分通过有晶体眼人工晶体植入术(ICL,即眼内屈光术)进行,而巩膜屈光手术只是常用于眼病的治疗,而非矫正屈光不正的问题。

项目总结

屈光手术概述	
屈光手术定义	以手术方式改变眼的屈光状态,从而使外界物体在视网膜上清晰成像,达到改善视功能效果
屈光手术分类	1. 角膜屈光手术 2. 眼内屈光手术 3. 巩膜屈光手术
屈光手术原理	1. 激光角膜手术为主,具有安全性、有效性、准确性、稳定性等特点 2. 根据不同的屈光不正状态,选择切削角膜表面不同部位从而达到矫正效果
屈光手术意义	1. 矫正屈光不正 2. 解决患者配戴眼镜时屈光参差所造成不等像问题 3. 解决患者屈光状态的问题 4. 解决患者双眼交替视的问题

8.2 屈光术前相关双眼视检查作用与意义

项目目标

1. 熟悉屈光手术术前双眼视的检查项目及内容。
2. 熟悉屈光手术术前双眼视检查的作用和意义。

项目准备

1. 熟悉视光学基础理论知识。
2. 熟悉眼科学基础内容。
3. 熟悉屈光手术相关的视光学原理和意义。

项目内容

1. 屈光手术中视光师角色扮演或作用

视光师在屈光手术术前及术后都扮演着不可或缺的角色,包括术前的屈光检查、视功能检查、特殊检查,包括个性化屈光矫正方案的制定;屈光术后的屈光相关评估、术后视功能异常诊断与处理、术后相关视光学处理等都离不开专业资深视光师的评估。

2. 屈光手术术前双眼视的检查项目

双眼视检查实际上是屈光手术术前必备检查项目之一,跟非斜视性双眼视检查一样,屈光手术的双眼视检查主要也是检查调节功能及聚散功能情况,主要的检查项目: Worth 4 dots(立体视)、远距水平眼位、近距水平眼位、NPC、AC/A、NRA、BCC、PRA、翻转拍和调节幅度。如果患者双眼视参数有明显异常或患者有明显的双眼视主诉问题,则需要进一步检查患者远用和近用融像范围来明确诊断患者的双眼视觉问题。

3. 双眼视检查对于屈光手术作用和意义

屈光术前检查双眼视的主要目的在于避免屈光术后,由于双眼视异常所引起的视觉异常问题。具体的作用与意义有以下3点:① 屈光术前发现相关双眼视异常,并用合理的视光学处理方法改善或解决双眼视异常;② 术前改善或解决双眼视异常问题,是患者术后拥有良好双眼视觉的重要保障之一;③ 术前能够及时掌握患者双眼视的情况,有利于评估患者术后视觉情况,还能在术前对患者做好相关解释工作。

注意事项

1. 视功能对于屈光术后患者视觉质量影响不小,虽然视功能的评估不影响手术方式和手术进程,但也应纳入常规屈光术前检查中并予以重视。

2. 屈光手术中视光师所扮演的角色十分关键,视光师需要充分利用自己的视光知识让屈光矫正合理化,如定制屈光手术的个性化屈光矫正处方、开具针对屈光手术的视功能改善方案等。

项目总结

屈光术前相关双眼视检查作用与意义	
视光师的角色	1. 术前的屈光检查、视功能检查、特殊检查,包括个性化屈光矫正方案的制定 2. 屈光术后的屈光相关评估、术后视功能异常诊断与处理、术后相关视光学处理
屈光术前双眼视检查项目	Worth 4 dots(立体视)、远距水平眼位、近距水平眼位、NPC、AC/A、NRA、BCC、PRA、翻转拍和调节幅度;远用和近用融像范围
屈光手术双眼视检查意义	1. 屈光术前发现相关双眼视异常,并用合理的视光学处理方法改善或解决双眼视异常 2. 术前改善或解决双眼视异常问题,是患者术后拥有良好双眼视觉的重要保障之一 3. 术前能够及时掌握患者双眼视的情况,有利于评估患者术后视觉情况,还能在术前对患者做好相关解释工作

8.3　屈光手术后常见的双眼视问题

项目目标

1. 熟悉屈光术后常见的双眼视问题的类别。
2. 熟悉屈光术后常见的双眼视问题的引起因素。
3. 掌握屈光术后常见的双眼视问题的分析方法。

项目准备

1. 熟悉视光学基础理论知识。
2. 熟悉眼科学基础内容。
3. 熟悉屈光手术相关视光学原理和意义。
4. 熟悉屈光手术相关双眼视检查项目及意义。

项目内容

1. 屈光术后常见的双眼视问题的类别

造成屈光术后双眼视问题主要可以归为① 调节和集合问题；② 屈光参差所造成的不等像问题；③ 双眼交替视所造成的融合失代偿问题；④ 屈光术后斜视失代偿问题；⑤ 眼镜棱镜效应造成屈光术后双眼视问题。

2. 引起屈光术后常见双眼视问题的原因

（1）调节和集合问题：此类问题的引起分为以下三点原因：第一，因为近视患者术前配戴框架眼镜，视近相比于术后视近所需调节要少，因此有概率形成术后前期调节紊乱而造成视近困难（同理，术前近视患者若长期配戴隐形眼镜，则术前术后视近调节需求相当，故此类患者术后视近困难的发生概率会小得多）；第二，可能由于术后调节和集合功能不平衡所产生的术后早期视疲劳症状；第三，还有可能因为术前术后配戴眼镜与否直接影响了眼的调节力，因为调节集合的联动效应进而引起聚散功能的异常，如眼位的改变等，就会在一定程度上造成术后双眼视的问题。因此，屈光术前若详细检查了视功能状况，就可以有效避免术后所出现的调节集合异常问题，或能有前瞻性地了解到患者术后的双眼视状态。

(2) 屈光手术造成双眼不等像的问题主要有以下原因：其一，因为屈光手术本身的操作失误，所造成的双眼屈光度不一致导致的不等像问题；其二，手术设计时，为了达到单眼视矫正的目的，手术方案故意设计为屈光参差，从而造成的不等像问题；其三，患者术前本身就存在轴性的屈光参差，当通过屈光手术矫正后，虽然患者的屈光度已不存在屈光参差的问题，但患者会因为两眼轴长的明显差异而造成影像大小的差异所引起的双眼视紊乱；其四，虽说屈光参差的患者本身能够通过屈光手术消除配戴眼镜所带来的不等像问题，但是患者术前可能已存在单眼视工作的习惯，而屈光手术后患者需要重新建立双眼单一视，因而可能会造成患者术后短期的融合困难，甚至是复视的发生。

(3) 双眼交替视所造成的融合失代偿问题：在屈光手术个性化屈光矫正中，针对老视患者视光师常会使非主导眼保留一定的近视度数（根据患者年龄或老视情况，一般保留 0.75D～2.50D 的近视），而主导眼在屈光手术中全矫。这样的屈光矫正方案的目的是让这部分患者看远看近都能达到清晰效果，利用主导眼看远而非主导眼看近的方法，形成双眼交替视的效果。虽然这样做能令患者看远看近都无须再配戴眼镜，但是由于双眼清晰度存在较大差异，甚至是人为的造成了屈光参差的问题，因此很容易打破双眼视的平衡，从而造成双眼融像困难，即会带来融合失代偿的问题，尤其是屈光术前就有双眼视问题的患者（如斜视），更容易诱发此问题。

(4) 屈光术后斜视失代偿问题：此类问题常发生在斜视患者身上，主要原因是屈光矫正不准确所造成，因为斜视患者本身的双眼融合功能储备是非常脆弱的，患者的屈光平衡一旦被打破就会引起斜视失代偿，从而诱发复视等视觉异常。无论是屈光手术所造成的欠矫和过矫问题，都会大大增加斜视患者融合功能被破坏的可能性，也就造成了屈光术后斜视失代偿的问题。

(5) 眼镜棱镜效应造成屈光术后双眼视问题：这里主要指患者习惯于术前配戴棱镜或配戴产生棱镜效应的框架眼镜，从而导致术后相应的双眼视问题。此类患者因为术前存在一定的双眼视异常问题，需要通过球镜或棱镜矫正眼位或改善双眼视，但屈光术后此类眼镜已无须配戴，则很可能产生双眼视异常等问题，如复视。

3. 屈光术后双眼视问题的分析方法

屈光术后双眼视的分析遵循五步法。首先，要对患者的双眼视症状进行评估问询，如常见的视近困难、复视、视疲劳等；其次，要查找屈光手术术前的屈光检查结果、个性化矫正方案及双眼视功能参数等数据，了解患者术前的屈光状态、双眼视觉等情况；接着，要详细给该名患者做一套双眼视功能检查，包括近用和远用视力、调节和集合功能检测、眼位检测和三级视功能检查等；然后对术后视功能进行分析评估，分析术后视功能状态，并得出相应的异常诊断，术后的数据可与术前数据相比较，能更有效地分析双眼视问题的具体所在；最后，在所有检查分析的基础上与患者解释原因，因为毕竟屈光手术是改善患者视觉或生活质量为前提的，若术后存在视觉异常会非常打击患者的满意度，因此在得出相应双眼视异常的结论后应做好对患者的沟通解释工作。一方面要关心安抚患者；另一方面，针对屈光术后出现的双眼视问题，绝大部分都是可以解决处理，甚至是能自愈的。

注意事项

其实不少患者在屈光术后都会出现相应的双眼视问题，视光师在此中扮演的角色就显得格外重要了。既要在术前能准确评估到术后所出现的双眼视问题，并做好相应沟通解释工作，又要根据患者屈光状态、双眼视状态和老视情况等制定出合适患者的个性化屈光矫正方案。

项目总结

	屈光手术后常见的双眼视问题
屈光术后常见的双眼视问题的类别	1. 调节和集合问题 2. 屈光参差所造成的不等像问题 3. 双眼交替视所造成的融合失代偿问题 4. 屈光术后斜视失代偿问题 5. 眼镜棱镜效应造成屈光术后双眼视问题
引起屈光术后常见双眼视问题的原因	1. 术后调节和集合功能不平衡 2. 屈光术后的医源性屈光参差和不等像的发生 3. 双眼交替视打破了保持双眼单视的能力 4. 术前存在斜视的患者，术后由于屈光平衡打破而造成失代偿问题 5. 术前配戴棱镜或配戴产生棱镜效应的框架眼镜，导致术后相应的双眼视问题
屈光术后双眼视问题的分析方法	五步法： 1. 评估和问询相关症状 2. 查找术前相关视光数据 3. 术后视光检查（尤其是视功能） 4. 视功能参数评估诊断（包括与术前参数对比） 5. 与患者做好相应沟通解释工作

8.4 屈光术后相关双眼视问题处理

项目目标

1. 熟悉屈光术后双眼视问题的视光学处理和治疗方法。
2. 掌握屈光术后双眼视问题的视光学处理方法的原理。
3. 掌握屈光术后双眼视问题的视光学处理相关原则。

项目准备

1. 熟悉视光学基础理论知识。
2. 熟悉眼科学基础内容。
3. 熟悉屈光手术相关视光学原理和意义。
4. 熟悉屈光手术相关双眼视检查项目及意义。
5. 熟悉屈光手术相关双眼视问题的类别与原因。

项目内容

1. 屈光术后双眼视问题视光学处理方法

主要有以下 6 种处理方法：光学矫正屈光不正、附加球镜、配戴缓解棱镜、视觉训练、遮盖以及手术治疗，每个处理方法都有优势与劣势，因此掌握相关处理方法的原理与原则，尤为重要。

2. 屈光术后双眼视问题的视光学处理原理

① 光学矫正屈光不正：利用框架眼镜或接触镜来矫正残余的屈光不正。

② 附加球镜：通过正/负球镜附加放松或刺激调节，在一定程度上通过调节的改变，也引起聚散的变化从而改善眼位和视觉质量。

③ 配戴缓解棱镜：缓解棱镜往往是最后的办法，常用于水平和垂直性斜视患者。

④ 视觉训练：是效益性最高的处理方法，它一方面具有无创性，能够保证不损害患者原有的双眼视基础；另一方面，能够提升患者相应双眼视能力的储备值。

⑤ 遮盖：这是一种牺牲双眼视的作用下，摆脱复视的一种做法，较为片面和极端，一般情况下不建议此操作。

⑥ 手术治疗：通过手术改善眼位，或再实施一次屈光手术，通过手术矫正不当的屈光。

3. 屈光术后双眼视问题的视光学处理原则

① 光学矫正屈光不正：光学矫正是屈光术后出现双眼视异常的首选处理方法，如屈光术后患者双眼仍有较大的屈光参差、屈光术后残余远视诱发内隐斜而导致的双眼视异常、斜视失代偿等，屈光术后双眼视异常都可选择光学矫正处理。

② 附加球镜：主要的方式是近距离附加正球镜，如屈光术后调节幅度较低者和看近存在较高内隐斜，并且为高 AC/A 者，都可以选择附加正球镜改善双眼视。

③ 缓解棱镜：对于其他视光处理办法没有显著效果的屈光术后患者，可以尝试利用棱镜进行症状的缓解。常可用于伴有失代偿性垂直分离和视远时的内斜视（散开不足或恒定性内斜视）的患者。

④ 视觉训练：可以有效使屈光术后的患者进行双眼视觉的重建，特别是调节和集合功能的改善，能有效增加融像性聚散范围，从而达到缓解和改善视疲劳等双眼视异常的症状。

⑤ 遮盖：即遮盖患眼，使患者一只眼视物，从而消除了复视等双眼视异常症状。在其他视光处理方法都不奏效的时候，视光师才会考虑利用遮盖消除复视。虽然说视光处理措施更倾向于让患者建立双眼视状态，并非只是让患者短暂缓解症状，但是一旦形成了长期融合不良的视觉异常，存在永久性的复视情况下，遮盖就成为一种重要的处理方法。

⑥ 手术治疗：手术目的有两个，一是再通过屈光手术，矫正残余的屈光不正，从而纠正过矫或欠矫问题；另一方面是通过眼外肌手术，通过改善眼位，从而完善双眼视问题。

项目总结

屈光术后相关双眼视问题处理	
屈光术后双眼视问题视光学处理方法	1. 光学矫正屈光不正 2. 附加球镜 3. 缓解棱镜 4. 视觉训练 5. 遮盖 6. 手术治疗
屈光术后双眼视问题的视光学处理原理	1. 光学矫正屈光不正：利用框架眼镜或接触镜来矫正残余的屈光不正 2. 附加球镜：通过正/负球镜附加放松或刺激调节，在一定程度上通过调节的改变也引起聚散的变化，从而改善眼位和视觉质量 3. 缓解棱镜：往往是最后的办法，常用于水平和垂直性斜视患者中 4. 视觉训练：提高双眼视功能的储备能力 5. 遮盖：通过遮盖患眼，消除复视等双眼视异常症状 6. 手术治疗：屈光或斜视手术矫正病因

续 表

屈光术后相关双眼视问题处理	
屈光术后双眼视问题的视光学处理原则	1. 光学矫正屈光不正:首选,常用于屈光术后患者双眼仍有较大的屈光参差、屈光术后残余远视诱发内隐斜而导致的双眼视异常、斜视失代偿等 2. 附加球镜:多为近距离附加正球镜,如屈光术后调节幅度较低者和看近存在较高内隐斜,并且为高 AC/A 者 3. 缓解棱镜:常可用于伴有失代偿性垂直分离和视远时的内斜视(散开不足或恒定性内斜视)的患者 4. 视觉训练:有助于屈光术后患者进行双眼视觉的重建,特别是调节和集合功能的改善,能有效增加融像性聚散范围 5. 遮盖:遮盖患眼,消除复视等双眼视异常症状 6. 手术治疗:屈光手术和眼外肌手术治疗

章节总结

随着屈光手术的日益普及,视光师在屈光手术中扮演着重要的角色。无论是屈光术前的检查和个性化屈光矫正方案的制定,还是术后视觉评估以及术后相关管理工作,视光师都发挥着关键的作用。视光师主要职责是要确定可能会在屈光术后所出现双眼视觉的问题,从而预防此类并发症的发生。然而在很多情况下,我们可能只有在患者出现双眼视觉异常后,才能了解或帮助到患者解决此类问题。在这种情况下,视光师的职责就是要确定双眼视问题的情况与性质,分析和使用相应的视光学处理方法来解决患者屈光术后所发生的视觉问题。因此,在本章最后还是要继续强调视光师在整个屈光手术中发挥的作用是无可替代的,视光师也务必要熟悉相关屈光术后的双眼视问题的分析方法,以及掌握屈光术后双眼视问题的视光学处理方法与原则。

续　表

立体画片(绳圈、小丑)	25△base out 12△base in(字母 L)		☐
裂隙尺	30△base out(12 号卡片) 12△base in(6 号卡片)		☐
离心圆卡片	30△base out 15△base in		☐
调节训练 1:镜片排序	+2.50/-6.00 维持清晰,10 周/分		☐
调节训练 2:字母表操	交替阅读近字母表(距离与年龄相适应)和远字母表(距离 3 米)时视标清晰,能完成 10 周/分		☐
阶段三		完成日期	进度
跳跃快变融像性集合			
训练项目	训练目标		
立体画片(绳圈、小丑)	在 25△base out 12△base in 跳跃变化时保持融合,10 周/分		☐
裂隙尺	使用 8△BO/4△BI 翻转棱镜,交替阅读 8 号集合训练卡(28-16△BO)和 4 号分开训练卡(2-14△BI)能保持视标清晰,融合,完成 10 次/分		☐
离心圆卡片	使用交叉融合两卡分离到 12 cm,使用非交叉融合,两卡分离到 6 cm,两者交替时;两卡分离 6 cm,能重复 20 次		☐
松散棱镜速度训练	阅读 40 cm 0.6(20/30)视标,使用/不使用 25△BO(集合训练),使用/不使用 12△BI(分开训练),在保持清晰双眼单视情况下完成至少 10 周/分		☐
双眼调节速度	阅读 40 cm 0.6(20/30)视标,使用+/-2.00 翻转透镜,在保持清晰双眼单视情况下完成至少 10 周/分		☐

章节总结

本节内容主要展示了视觉训练有关的工具及仪器的图例和使用原则,还详细阐述了一个完整视觉训练方案的实施所需条件和要求。一个成功有效的视觉训练方案,不仅需要具备完备的项目设计及全方位的表格资料记录,而且还要掌握视觉训练相关训练的技巧等,这些都是视觉训练最后是否能达到预期效果和改善双眼视症状的保障。

参考文献

1. 王光霁.双眼视觉学[M].北京:人民卫生出版社,2019.
2. 金晨晖.临床常用和特殊验光理论与方法[M].南京:南京大学出版社,2012.
3. 赵堪兴.斜视弱视学[M].北京:人民卫生出版社,2017.
4. 葛坚,王宁利.眼科学[M].北京:人民卫生出版社,2016.
5. 梅颖,唐志萍.视光医生门诊笔记[M].北京:人民卫生出版社,2019.
6. 沈品呈,刘昱,徐丹.间歇性外斜视患者双眼视功能的研究进展[J].中华眼视光学与视觉科学杂志,2019,21(5):395-400.
7. 崔云,余新平.斜视与弱视临床技术[M].北京:人民卫生出版社,2019.
8. Mitchell Scheiman, Bruce Wick. Clinical Management of Binocular Vision-Heterophoric, Accommodative, and Eye Movement Disorders[M]. Philadelphia, USA: Wolters Kluwer, 2015.
9. Serna A, Rogers D L, Mcgregor M L, et al. Treatment of symptomatic convergence insufficiency with a home-based computer orthoptic exercise program[J]. Journal of Aapos, 2011,15(2):123-124.
10. Kim K M, Chun B Y. Effectiveness of Home-Based Pencil Push-ups (HBPP) for Patients with Symptomatic Convergence Insufficiency[J]. Korean Journal of Ophthalmology Kjo, 2011,25(3):185-188.
11. Scheiman M, Cotter S, Kulp M T, et al. Treatment of accommodative dysfunction in children: results from a randomized clinical trial[J]. Optometry & Vision Science Official Publication of the American Academy of Optometry, 2011, 88(11):1343-1352.
12. Scheiman M, Gwiazda J, Li T. Non-surgical interventions for convergence insufficiency[J]. Cochrane database of systematic reviews (Online), 2011,3(3):67-68.
13. Yang H K, Hwang J M. Surgical Outcomes in Convergence Insufficiency-Type Exotropia[J]. Ophthalmology, 2011,118(8):1512-1517.
14. Writing Committee for the Pediatric Eye Disease Investigator Group, Cotter S A, Foster N C, et al. Optical Treatment of Strabismic and Combined Strabismic-Anisometropic Amblyopia[J]. Ophthalmology, 2012,119(1):150-158.
15. Jorge L Alió, Wolter N V, Piero D P, et al. Pediatric Refractive Surgery and Its Role in the Treatment of Amblyopia: Meta-Analysis of the Peer-Reviewed Literature[J]. Journal of Refractive Surgery, 2011,27(5):364-74.

初步的了解,能够知道脑损伤对视觉所产生的危害。

项目总结

	概述
获得性脑损伤定义	指创伤性脑损伤和中风、脑血管意外,造成个体的身体、认知、心理社会功能、运动感觉异常和双眼视觉等出现障碍的脑部损伤疾病
获得性脑损伤对视觉产生的危害	1. 双眼视觉障碍 2. 调节功能障碍 3. 眼球运动障碍

9.2 获得性脑损伤与视光师职责

项目目标

1. 熟悉视光师在获得性脑损伤患者治疗中所扮演的角色。
2. 熟悉获得性脑损伤治疗中视光师肩负的职责。

项目准备

1. 熟悉双眼视的基本概念。
2. 了解获得性脑损伤的基本概念。
3. 熟悉获得性脑损伤对双眼视的影响。

项目内容

1. 视光师在获得性脑损伤患者治疗中扮演的角色

视觉出现异常是获得性脑损伤患者常见的问题，视觉异常会对患者造成日常生活的困难，如阅读、写作、购物、穿衣、运动和开车等。在以往历史中，视光师是不在获得性脑损伤康复小组中的，这个康复团队通常只包括智力与身体康复治疗专业人员、职业和语言等病理学家、神经内科医生等，而眼部的治疗工作常由眼科医生负责，主要也只是侧重于视力和眼疾的治疗。因此，一些与获得性脑损伤相关的双眼视觉问题通常会被忽略，这些视觉问题常常不被发现或未经治疗，使得患者出现严重的视功能问题。鉴于此种问题，近年来，越来越多的视光师参与到获得性脑损伤患者视觉问题的治疗与处理当中，成为获得性脑损伤治疗团队的一员，视光师的职责不仅是对屈光不正的处理，还包括了双眼视觉、调节障碍、眼球运动功能障碍等的治疗与处理。不过由于获得性脑损伤具有相当的复杂性，视光师必须与康复团队密切合作，只有在这种框架下的紧密相互作用，才能使治疗更加有效，也只有在团队的驱动下，才能够使获得性脑损伤的患者得到全面的康复保障。

2. 视光师在获得性脑损伤患者治疗中肩负的职责

视光师的具体职责可根据患者恢复情况分为两个阶段。第一阶段是积极康复阶段，第二阶段为康复后阶段。

① 积极康复阶段：在此阶段，视光师应与康复团队采取密切合作，尤其是与物理治疗和语言治疗师的合作。由于获得性脑损伤患者视觉问题会频繁发生，而视觉问题的异常会直接影响到患者总体的康复进程，视光师在患者积极康复阶段可以提供很好视觉康复的服务。这样的康复治疗过程是较为全面和先进的，对于获得性脑损伤患者而言，在积极康复阶段能接受到有相关经验的视光师服务是影响康复效果的重要因素之一。

② 康复后阶段：对于完成积极康复阶段的获得性脑损伤患者而言，康复后的检查与随诊也是必不可少的。在康复后阶段，视光师主要的职责是继续评估患者双眼视觉问题，继续设计或更改康复治疗方案，利用视光学处理方法，如光学矫正、棱镜、视觉训练等手段帮助患者继续巩固康复成果，解决患者学习、生活和工作上的视觉问题。

注意事项

视光师目前在获得性脑损伤的康复治疗工作中参与度非常少，尤其在国内更是少之又少，相关有经验的视光师捉襟见肘，原因一方面是获得性脑损伤有关康复治疗团队不予重视；另一方面是视光师在此领域的认可度或合法地位还有待提高，也缺乏相关专业人士培养的资源。

项目总结

获得性脑损伤与视光师职责	
视光师的角色	1. 与康复团队密切合作，并制定康复计划 2. 屈光不正、双眼视异常、调节障碍、眼球运动功能障碍等处理
视光师职责	1. 积极康复阶段：为获得性脑损伤患者提供视觉康复服务，与康复团队其他专业人员进行密切配合 2. 康复后阶段：为患者提供康复后的检查和随诊服务；继续评估患者双眼视觉问题，完善后续康复治疗方案；利用视光学处理方法巩固康复成果

9.3 与获得性脑损伤相关的双眼视障碍问题

项目目标

1. 熟悉与获得性脑损伤相关的双眼视问题的具体类别。
2. 掌握与获得性脑损伤相关的双眼视障碍问题的具体内容。

项目准备

1. 熟悉双眼视的基本概念。
2. 了解获得性脑损伤的基本概念。
3. 熟悉获得性脑损伤对双眼视的影响。

项目内容

1. 与获得性脑损伤相关的双眼视问题的类别

获得性脑损伤所造成的视觉障碍问题主要分为三大类：双眼视功能障碍、调节功能的紊乱和眼球运动功能障碍。

2. 与获得性脑损伤相关的双眼视功能障碍

在前文非斜视性双眼视觉异常中，也常有与获得性脑损伤双眼视功能障碍类似的问题，如垂直性隐斜的双眼视异常在获得性脑损伤患者中更常见。临床上，约有40%急性脑外伤患者会出现聚散功能不全的双眼视觉异常；而集合不足的患病率在获得性脑损伤患者双眼视功能障碍中占比最高，约占所有患者的35%。

3. 与获得性脑损伤相关的调节功能紊乱

大部分获得性脑损伤患者都是因为创伤性脑损伤造成的，而在这部分人群中眼睛的调节功能紊乱问题会比常人更常见。据临床统计，大约会有20%的创伤性脑损伤患者患有调节功能障碍，主要表现为调节不足、调节过度等调节功能异常问题。

4. 与获得性脑损伤相关眼球运动功能障碍

主要以扫视功能障碍和追随功能障碍为主，据临床统计，约有40%的获得性脑损伤患者患有眼球运动功能障碍。

项目总结

与获得性脑损伤相关的双眼视障碍问题	
双眼视障碍类别	1. 双眼视功能障碍 2. 调节功能紊乱 3. 眼球运动功能障碍
双眼视功能障碍	1. 约40%的急性脑外伤患者出现聚散功能不全问题 2. 集合不足是获得性脑损伤患者中双眼视功能障碍发病率最高的，约占35%
调节功能紊乱	1. 以创伤性脑损伤患者为主 2. 主要表现为调节不足、调节过度等调节功能异常
眼球运动功能障碍	1. 主要以扫视和追随功能障碍为主 2. 约有40%获得性脑损伤患者，患有眼球运动功能障碍

9.4 获得性脑损伤患者视觉评估

项目目标

1. 了解获得性脑损伤患者视觉问题的临床症状。
2. 了解获得性脑损伤患者评估流程和相关内容。

项目准备

1. 熟悉双眼视的基本概念。
2. 了解获得性脑损伤的基本概念。
3. 熟悉获得性脑损伤对双眼视的影响。
4. 熟悉与获得性脑损伤相关的双眼视觉问题。

项目内容

1. 获得性脑损伤患者视觉问题临床症状

患者的大多数临床症状都与非斜视性双眼视觉异常患者的典型症状相似,包括聚散功能、调节功能和眼球运动功能的问题,临床症状常与阅读或其他近距离工作密切相关。患者一般主诉包括间歇性的视力减退、视疲劳、短暂阅读后出现头痛、视物模糊、复视、串行丢字、嗜睡和难以集中注意力等。此外,还有一些获得性脑损伤患者所特有的症状,如平衡协调性较差、头晕、对灯光敏感等,这些症状包括在远距离的工作条件下也会发生,例如看电视、驾驶、行走和运动时也会存在视觉异常问题。尤其是垂直性斜视、散开不足和旋转性隐斜会造成患者远距离视物异常,眼球运动功能和调节功能障碍也会造成远距离视物异常症状,如视物模糊、视觉难以定位等问题。

2. 对获得性脑损伤患者评估流程及内容

获得性脑损伤患者的视觉评估有一套测试项目的,测试项目组见表9-1,评估的内容主要以双眼视功能为主。在评估中,值得注意的是该类患者因为脑神经认知和心理障碍等问题,而双眼视许多项目都是需要主观表达的,所以在双眼视觉检查或评估过程中,该类患者相比于常人是比较难配合的。视光师可以在双眼视评估过程中,关注患者的反应或施行特殊的处理办法来解决相关问题,如检查过程中患者抱怨恶心等不适症状,则需要立即停止检查;视光师也可以缓慢变化棱镜度或球镜度等,这样可以在一定程度缓解患者不适症状。另外,我们在评估或检查时一定要估计好患者的认知范围和认知反应,这有利于保障检查结果的准确性。此外,在合适的条件下视光师可以重复检测相关视功能参数,这样可以帮助视光医生及时发现一些细节性问题和与症状相符的指征。

表 9-1 与获得性脑损伤相关的双眼视觉评估与测试项目组

项目	内容
聚散直接检查	1. 融像范围检查 2. 聚散灵敏度检查
聚散间接检查	1. 负相对调节检查 2. 正相对调节检查 3. 双眼调节灵敏度检查 4. 调节反应检查
集合幅度	集合近点检查
感觉融像	1. Worth 4-dots 检查 2. 立体视觉检查
调节功能评估(直接评估)	1. 单眼调节幅度 2. 单眼调节灵敏度
调节功能评估(间接评估)	1. 双眼调节灵敏度 2. 正/负相对调节 3. 调节反应
眼球运动评估	1. NSUCO 眼球运动测试 2. 发展性眼球运动测试
其他重要的测试	1. 注视视差测试 2. 双马氏杆测试 3. 客观眼球运动检查

注意事项

对获得性脑损伤的视觉评估主要以双眼聚散功能、调节功能和眼球运动功能检查评估为主,相关评估检查建议在对患者认知范围和能力评估基础上进行。

项目总结

获得性脑损伤患者视觉评估	
获得性脑损伤患者视觉问题临床症状	1. 间歇性视力减退 2. 视疲劳、短暂阅读后，即出现头痛症状 3. 视物模糊 4. 存在复视、串行丢字等现象 5. 嗜睡或难以集中注意力 6. 平衡协调性差、头晕和对灯光较为敏感
获得性脑损伤患者评估流程及内容	1. 以双眼视功能评估为主 2. 充分考虑患者认知范围及水平 3. 时刻注意患者身体变化，如抱怨不适等 4. 可在适当条件下重复测量有关视功能数据

9.5 获得性脑损伤患者的视光学处理方法

项目目标

掌握与获得性脑损伤相关的视觉异常的视光学处理方法。

项目准备

1. 熟悉双眼视的基本概念。
2. 了解获得性脑损伤的基本概念。
3. 熟悉获得性脑损伤对双眼视的影响。
4. 熟悉与获得性脑损伤相关的双眼视觉问题。
5. 了解获得性脑损伤患者视觉评估内容。

项目内容

1. 与获得性脑损伤相关的视觉异常的视光学处理方法

相关处理方法与之前所学的视光学处理办法是相通的,只不过可能在运用的原理和方法上存在一些差异。主要的处理方法有以下 6 种:光学矫正屈光不正、附加球镜、水平或垂直棱镜、遮盖、视觉训练和手术治疗。下面对各种视光学处理方法详细说明。

2. 光学矫正屈光不正

对于获得性脑损伤患者,即使是轻微的屈光不正也要给予光学矫正,该类患者未矫正的低度屈光不正,也会对其双眼视觉影响非常大。一般而言,远视和近视超过0.5D、屈光参差超过 0.75D、顺规散光超过 0.75D、逆规散光和斜轴散光超过 0.5D,则建议要进行屈光矫正。

3. 附加球镜

附加球镜主要改善调节功能障碍的患者症状,如调节不足、视疲劳等患者,可以考虑近附加正球镜,当 AC/A 值高时,且伴有较明显的内隐斜,也可以进行近距离正球镜附加的方式改善症状。

4. 棱镜

棱镜对于缓解双眼视异常症状是比较有效的一种方式,能改善复视等症状,尤其是对于垂直性斜视来说,棱镜是使用较为普遍而有效的方法,一般针对获得性脑损伤患者,棱镜的使用量要比普通患者少一些。

5. 遮盖

在使用光学矫正屈光不正、附加球镜和棱镜都无法改善双眼视异常情况下,可考虑利用遮盖的方法来消除复视等症状。双眼视觉异常的改善绝不是简单的消除症状,而是要给患者建立双眼视觉,甚至是恢复三级视功能,所以在其他视光学方法都不能很好解决患者症状的情况下,且患者已经患有顽固性复视,遮盖就可能成为仅有的解决方法。

6. 视觉训练

前文所学的视觉训练理论与方法都适用于脑损伤患者的双眼视觉异常治疗中,唯一的不同就是在预后判断和治疗时间跨度上有所区别。

7. 获得性脑损伤患者视觉治疗预后影响因素

主要由4种影响因素构成:视认知存在障碍、视野存在缺失、存在外旋转性斜视和感觉融合中断综合征。

项目总结

获得性脑损伤患者的视光学处理方法	
视光学处理方法类别	1. 光学矫正屈光不正 2. 附加球镜 3. 棱镜 4. 遮盖 5. 视觉训练 6. 手术治疗
光学矫正屈光不正	即使是轻微屈光不正也需要矫正。远视和近视超过0.5D、屈光参差超过0.75D、顺规散光超过0.75D、逆规散光和斜轴散光超过0.5D,则建议进行屈光矫正。
附加球镜	调节不足、AC/A值高,且伴有明显内隐斜可近距离正球镜附加
棱镜	尤其适合改善垂直性斜视患者症状
遮盖	在其他视光学方法都不能很好解决患者症状的情况下,且患者已经患有顽固性复视时使用
视觉训练	与普通患者视觉训练方法类似,需要区别预后判断与治疗时间跨度上的问题

章节总结

与获得性脑损伤相关的视觉异常主要集中在双眼视聚散功能障碍、调节功能紊乱和眼球运动功能障碍问题上,而影响治疗预后因素主要包括患者在视认知上的障碍、心理障碍、视野异常、较差的行动力以及复杂的运动和感觉的障碍。研究表明,在许多情况下,光学矫正屈光不正能显著提高获得性脑损伤患者的视觉和生活质量。

第 10 章

常见视觉训练工具与使用方法

10.1 视觉训练实施的总体要求

项目目标

1. 了解视觉训练总体实施步骤。
2. 了解视觉训练相关注意事项。
3. 了解视觉训练整体实施要求。
4. 视觉训练作为视光师重要技术技能,了解其相关精益及创新手段,促进工匠精神的培养。

项目准备

对双眼视觉具有相应的分析诊断能力。

项目内容

1. 视觉训练总体实施步骤

① 首先,回顾患者的症状(临床表现)和就诊原因(主诉),有利于对视觉训练实施方案进行初步研判;② 其次,要对患者解释清楚其症状或主诉、诊断和视觉训练三者关系,即阐述视觉训练对缓解双眼视异常的重要性;③ 接着,罗列和设计好详细的视觉训练方案,跟患者沟通好训练内容及总体时间规划和进度表;④ 和患者商讨相关训练费用及时间安排,这也是视觉训练实施得以成功的重要保障;⑤ 最后,应给予患者(或患者家长)一定的时间,接受来自患者的询问和质疑,视光师也应做好对应的沟通和解答工作。

2. 视觉训练相关注意事项

① 有效的视觉训练进行的前提是让患者意识到自己双眼视功能不足之处,了解视觉训练的目的。

② 在视觉训练进行前,应和患者进行充分沟通,让患者意识到视觉训练所达到的效果是自身视觉系统或视觉能力发生了改变和提高,而不是训练所用的仪器帮助自己得到视觉改善。关键是让患者了解到自己的眼睛在训练过程中已然发生的改变。

③ 视觉训练要根据患者的工作、生活和学习时间的安排，设定具体实施视觉训练的地点，通常情况下一般以家庭训练为主，医院训练为辅，这里的主辅关系主要指的是时间的划分，而非训练本身的重要程度。若患者本身时间允许，可适当鼓励患者来医院训练，这样能更好保障训练效果。

④ 视觉训练训练方向遵循两个原则：其一，一般须先训练能力较差的方向（如集合不足患者，先训练集合能力，再训练散开能力）；其二，训练的难度应循序由简单渐进往难的方向发展，切不可难度跨度太大，否则患者难以接受。

⑤ 训练过程中强调的是训练质量而非数量，并非训练时间越长越好，家庭训练一般每天20分钟为宜，每周训练5～7次，医院训练每次30分钟左右为宜，一周到院训练1～2次较为正常。

⑥ 与传统的道具仪器进行的视觉训练相比，现代化的训练（如电脑软件训练、VR训练等）方式会更受孩童患者的欢迎，换言之，训练效果会比传统训练方法要好。尤其是在家庭训练中，现代化的训练方式有很好的反馈机制和监督功能，这有利于弥补家庭训练不足之处。

⑦ 视觉训练所进行的场地、人员以及费用问题也是值得注意和探讨的问题。视觉训练大部分对象是儿童患者，视觉训练的场所不仅要放置各式各类视觉训练道具和仪器，还需要划分对应的功能区和相对独立安静的空间供患者训练治疗，因此如何解决场所利用率问题，如何使"小空间有大作为"的布局是值得研究的问题。另一方面，人员与费用的配置也是不可回避的问题，视觉训练的效果很大程度上取决于视觉训练师（视光师）的跟踪和建议，所以在视觉训练师的使用和费用配置上是我国目前开展视觉训练治疗所遇到制约发展的重要瓶颈之一。

3. 视觉训练实施总体要求

一个具备开展视觉训练治疗的视光视功能科室应具有以下四点硬性和软性要求。第一，具有双眼视检查分析和诊断的视光学专业人员，且能通晓视觉训练的基本要点；第二，具备对应的视觉训练场地，能容下基本训练道具仪器和患者等相关人与物；第三，能放置视觉训练所需的道具和仪器，尤其是几个常用的训练道具仪器；第四，能规划好相应的视觉训练实施方案和制度，由于我国目前视觉训练开展还未规范化，或还未形成合适的推广典范，因此视功能科室是否能制定适用于当地或本院的视觉训练实施规章制度是视功能科室能否良性持续开展视觉训练项目的关键。这里的规章制度包括了人员配备、费用、视功能诊疗流程、视功能转诊/接诊、场地规划等信息。

项目总结

	视觉训练实施的总体要求
实施步骤	1. 回顾患者症状及主诉 2. 向患者解释症状、诊断和视觉训练三者关系 3. 设计视觉训练详细方案,包含训练内容、时间规划和进度表等 4. 与患者具体商讨相关费用和时间安排等问题 5. 与患者沟通,做好对应解答工作
注意事项	1. 了解视觉训练目的 2. 视觉训练是改善视觉系统,而非借助仪器提升 3. 视觉训练以家庭训练为主、医院训练为辅 4. 训练方向以能力较差为先,训练难度从简单训练开始 5. 视觉训练强调训练质量而非数量,注重训练的效益性 6. 现代化训练比传统训练方式更有效 7. 视觉训练场地、人员和费用问题需注意协同作用
总体实施要求	1. 有双眼视相关专业从业人员 2. 有专门的视觉训练场地 3. 有基本的视觉训练道具仪器配置 4. 具备完善的视觉训练方案和视功能科室建立的相关规章制度

10.2 调节功能的训练

项目目标

1. 了解与调节功能相关的常见视觉训练道具和仪器。
2. 了解与调节功能相关的常见视觉训练道具和仪器的使用原则。

项目准备

熟悉调节功能异常的分析诊断和处理方法。

项目内容

1. 常见调节功能训练产品(方法)

我们常见的调节功能训练的产品或方法有球镜翻转拍(图 10-1)、镜片阅读(图 10-2)、镜片排序、远近字母表(图 10-3)和推近训练等。

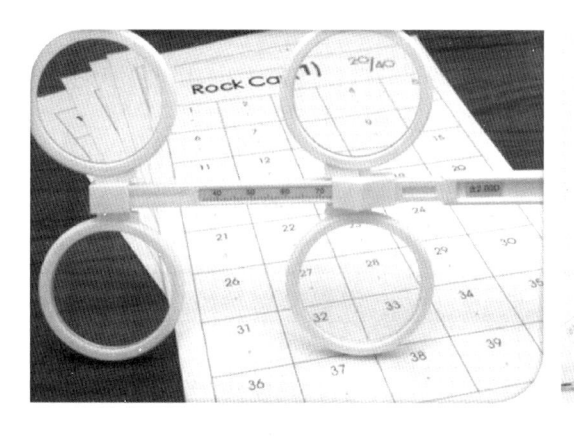

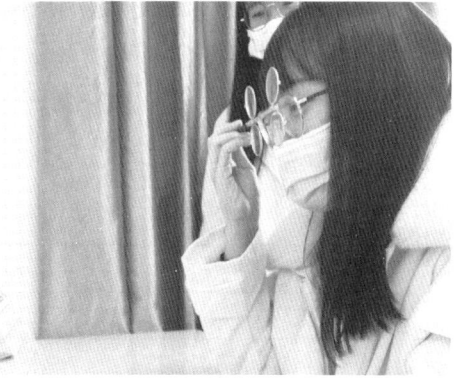

图 10-1 球镜翻转与翻转拍训练

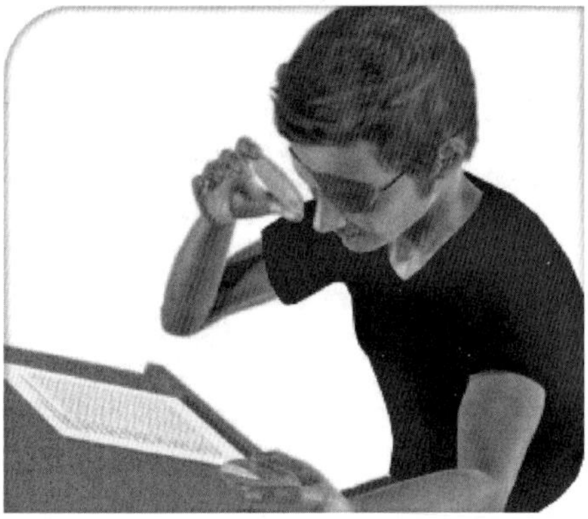

图 10-2　镜片阅读训练 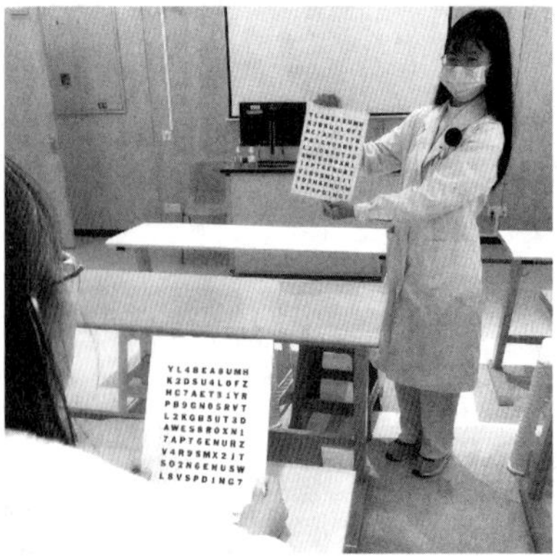　　　　图 10-3　远近字母表训练

2. 常见调节功能训练产品(方法)使用原则

① 球镜翻转拍：主要改善调节灵敏度不足患者调节灵活度。

② 镜片阅读：利用不同度数的正/负球镜对阅读单位进行阅读，从而放松或刺激调节，改善调节过度或调节不足患者的调节功能。

③ 镜片排序：通过对不同度数镜片进行镜片阅读，把镜片根据镜片性质和度数大小进行排列，一般度数跨度为+2.50D～-6.00D，可视患者的情况选择。此方法是利用患者对不同镜片放大/缩小倍率不一和患者感受刺激/放松的能力，来对不同屈光度的正/负球镜进行排序，能改善患者调节不足和调节过度的调节水平。

④ 远近字母表训练：主要通过从注视远处视标到注视近处视标时的远近切换训练，形成调节从放松变为紧张反复循环的过程。该训练技术的目的是提高快速而精确的调节变化速度，从而改善和提高调节灵敏度不足患者的调节灵活度。

⑤ 推进训练：该方法是通过利用阅读近用阅读单位，患者边阅读阅读单位则慢慢靠近患者眼睛，直到患者视物模糊时，慢慢移远阅读单位直到清晰为止，以此循环操作训练。推进训练可对调节不足患者，改善调节幅度起到有效作用。

项目总结

调节功能训练	
项目	适应证
球镜翻转拍	调节灵敏度不足者
镜片阅读	调节不足/调节过度者
镜片排序	调节不足/调节过度者
远近字母表训练	调节灵敏度不足者
推进训练	调节不足者或调节幅度较低者

10.3 聚散功能的训练

项目目标

1. 了解与聚散功能相关的常见视觉训练工具和仪器。
2. 了解与聚散功能相关的常见视觉训练工具和仪器的使用原则。

项目准备

熟悉聚散功能异常的分析诊断和处理方法。

项目内容

1. 常见聚散功能训练产品（方法）

我们常见的聚散功能训练的产品（或方法）有聚散球（图 10-4）、集合卡（图 10-5）、裂隙尺（图 10-6）、救生圈卡（图 10-7）等。

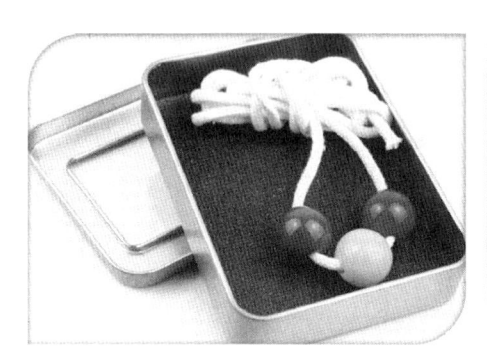

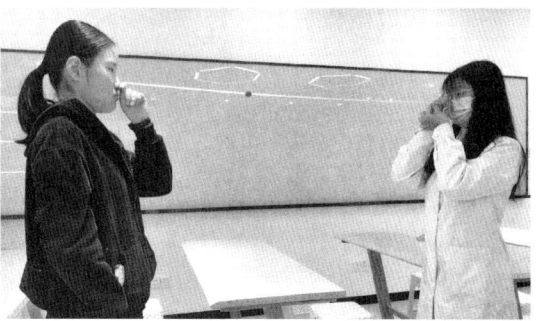

图 10-4 聚散球与训练

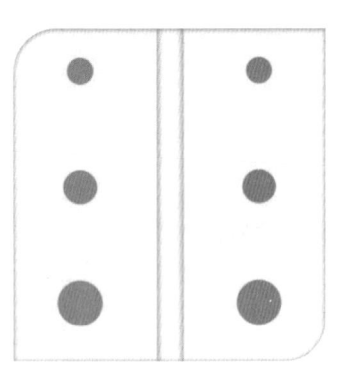

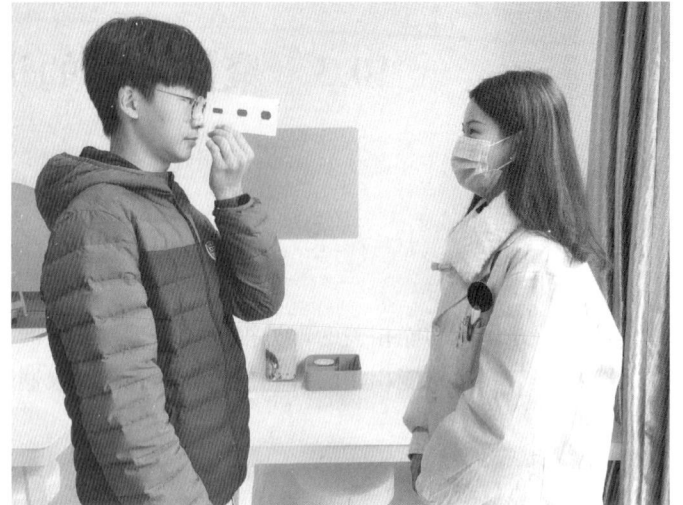

图 10-5 集合卡与训练

单孔

训练集合能力

双孔

训练散开能力

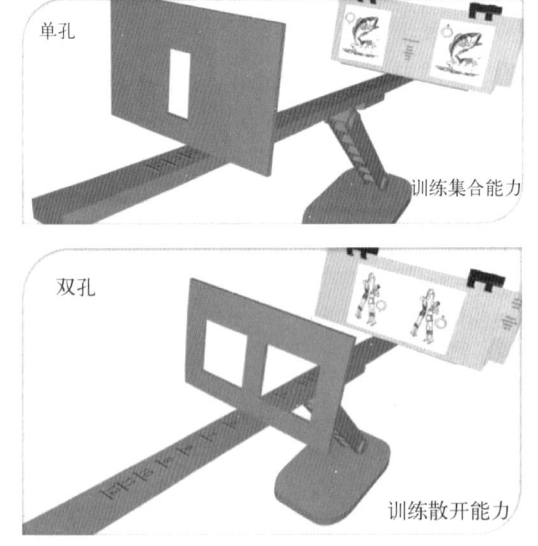

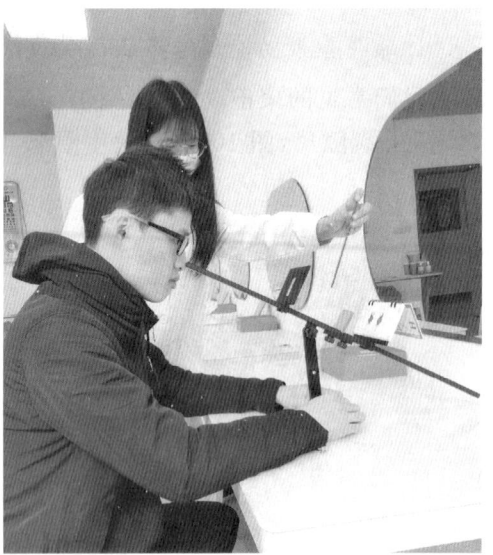

图 10-6 裂隙尺与训练

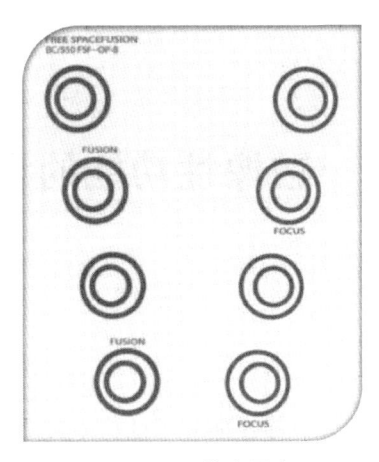

图 10-7 救生圈卡

2. 常见聚散功能训练产品(方法)使用原则

① 聚散球:也叫生理性复视线(Brock 线),主要目的是训练生理性复视功能和训练集合能力,适用于外隐斜(集合不足)、间歇性外斜视等类型的患者。

② 集合卡:也称为 3 点卡,是一个较为实用和便携的聚散功能训练工具。训练的方法是把集合卡放置在鼻前,眼睛努力地诱发辐辏功能使得两侧同一位置上不同颜色的两个点融合为一的过程,近鼻端的点最为容易实现而远鼻端则最难。集合卡对于集合功能较差的患者训练效果较好。

③ 裂隙尺:裂隙尺的作用既能训练聚散功能,又能提高相应的融像范围。裂隙尺训练尤其对集合功能不足的患者能起到有效的作用,也可以训练散开能力。

④ 救生圈卡:训练方法较为简便,眼睛通过对相邻两个不同颜色的"圆圈"进行融合,从而达到训练集合功能和提高融像性范围的能力。对于集合功能不足的患者是一个较为简便有效的训练方法。

项目总结

聚散功能训练	
项目	适应证
聚散球	外隐斜(集合不足)、间歇性外斜视患者
集合卡	集合功能不足者
裂隙尺	集合功能不足或散开功能不足者
救生圈卡	集合功能不足者

10.4 融像性功能的训练

项目目标

了解与融像性功能相关的常见视觉训练工具和仪器。

项目准备

熟悉聚散功能异常的分析诊断和处理方法。

项目内容

常见融像性功能训练产品(方法):红绿矢量图、范围立体镜、绳圈图、轨道图、小丑图等。

项目总结

融像性功能训练产品或示意如图 10-8 至图 10-12。

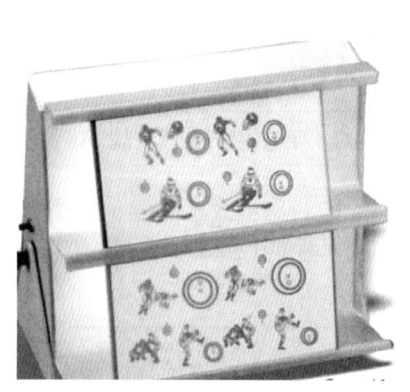

图 10-8 红绿可变矢量图

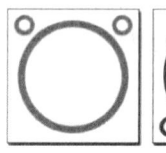

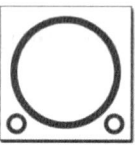

BC/510-PF PERIPHERAL FUSION

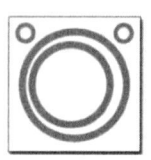

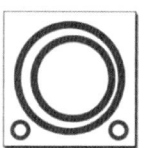

BC/515-PF S PERIPHERAL FUSION AND STEREOPSIS

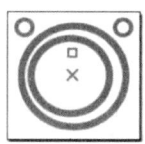

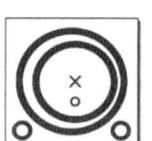

BC/520-PF S PERIPHERAL, CENTRAL FUSION AND STEREOPSIS

图 10-9 红绿固定矢量图

图 10-10 范围立体镜

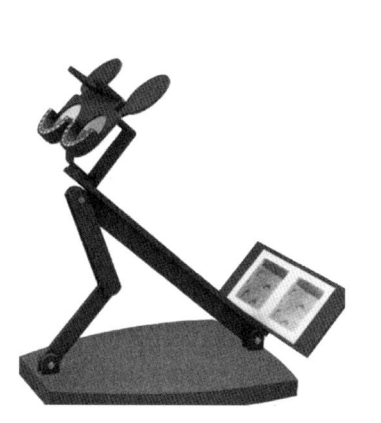

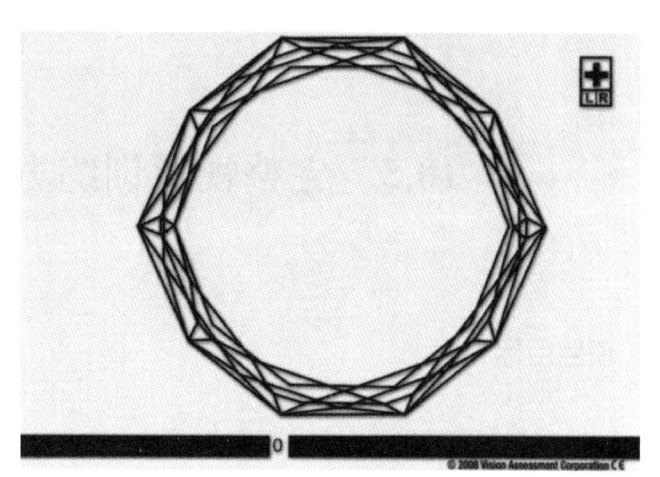

图 10-11 绳圈图

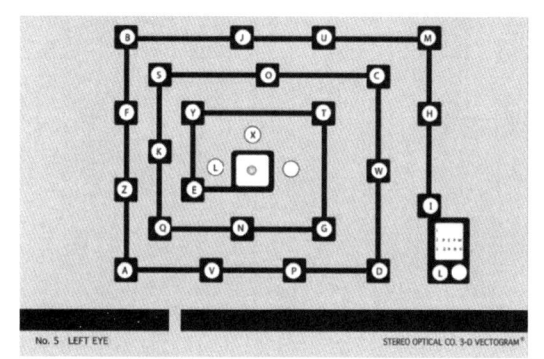

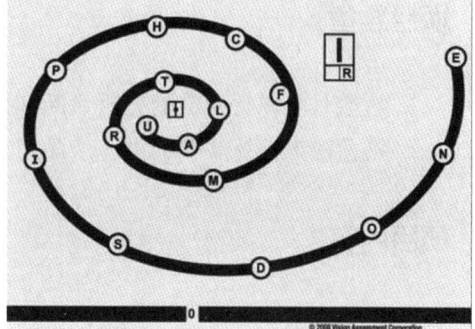

图 10-12 轨道图

10.5 完整视觉训练方案的建立

项目目标

1. 掌握建立视觉训练实施方案的方法。
2. 掌握视觉训练相关训练技巧。
3. 熟悉完整的视觉训练方案建立的要求。

项目准备

1. 熟悉双眼视觉异常的分析诊断和处理。
2. 熟悉视觉训练主要的训练产品与方法。

项目内容

1. 建立视觉训练实施方案的方法

具体可分为以下五项：第一，建立较为完整的病历表，尤其是记录视功能检查分析与诊断数据；第二，要有详细的视觉训练项目，并按训练的顺序进行编排；第三，按照与患者沟通好的训练时间，建立视觉训练项目的时间安排表；第四，建立阶段性的复查病历表，病历表的主要内容应包括视功能复查相关参数情况、患者症状或主诉现况、患者视觉训练效果及进步情况等；第五，记录好每次训练的进度、效果及所达到的目标情况，每次训练都应详细记录清楚训练进度，甚至是特殊情况或要点等。

2. 视觉训练相关技巧

视觉训练技巧主要分三个方面说明。

第一，患者的主动性。视觉训练能否取得预期效果，患者的主动性是关键。患者的主动性往往是视光师在实施视觉训练前需要重视的，对于成人特别是受过良好教育的患者，我们可以通过良好的健康宣教，让他们知道视觉训练是能克服他们的双眼视觉异常或改善视觉症状，患者往往就会主动按照视光师的要求完成训练任务。而针对未成年患者尤其是儿童患者，视光师可能需要一些特殊技巧才能使儿童患者较好配合完成训练任务，比如在训练过程中设定一些奖励惩罚机制让孩子带着期待受到奖励的心态去训练，这样容易获得主动性和医从性。另外，视光师在训练过程中也可以以幽默的言语、亲切的行为与孩子形成共鸣,这样能大大激发孩子对视觉训练完成的兴趣,我们可以利用现代化的训练方式,如电脑训练、VR训练等,这类训练方式会大大调动孩子的训练兴趣,让视觉训练变得有趣生动,大幅度提高孩子们视觉训练效果。因此,一个成功的视觉训练师(视光师)应具备相应的亲和力、沟通能力,会灵活应用各种技巧鼓励患者来提高他们的训练积极性,从而更好地达到视觉训练的预期效果。

第二,训练计划的监测。视觉训练的一个重要原则就是要令患者清楚每次训练或每个阶段训练的反馈机制和标志成果。视觉训练师(视光师)必须掌握患者每次训练或每个阶段训练的状况,尤其是家庭训练的情况,视光师可以在患者每次来院训练或检查时,及时给予询问或通过问卷调查的形式,较为充分地掌握其家庭训练情况。问卷调查内容可以包括患者目前症状情况、患者每次训练后症状情况(是否得到缓解)、每次训练时间、训练是否能够专注、对训练是否满意、训练是否有困惑或难处、训练依从性情况、每次训练的环境情况等等。所以,视觉训练计划的监测是提高患者训练效果的有效技巧之一,要求视光师掌握相关问卷调查的各种技巧和能力。

第三,家庭训练的良性维持。对于成年患者家庭训练的维持问题不大,只要在视觉训练实施前做好相关健康宣讲工作,大部分成年患者都会依照训练方案执行。而对于未成年患者特别是儿童患者,家庭训练的良性维持是需要视光师掌握一定技巧的,比如视光师和家长(监护人)做好相应的沟通,讲述下相关家庭训练的方法和维持技巧,就可以有效维持儿童患者实施家庭训练。

3. 完整视觉训练方案建立的要求

① 完整的病例资料(特别是双眼视相关检查数据);② 详细的视觉训练方案和项目(表10-1);③ 完整的视觉训练时间安排表;④ 完整的视觉训练进度表及相关进程登记表(表10-2);⑤ 阶段性复查相关病历资料(如问卷调查、双眼视复查表格、阶段性效果评估表格等)。

项目总结

完整视觉方案的建立	
建立视觉训练方案的方法	1. 完整的病例表格的建立与存档 2. 设计详细的视觉训练项目 3. 视觉训练项目时间安排 4. 阶段性复查的实施 5. 做好训练成果的记录与标记
视觉训练相关技巧	1. 患者的主动性方面视觉训练技巧 2. 训练计划的监测方面视觉训练技巧 3. 家庭训练的良性维持方面视觉训练技巧

续　表

	完整视觉方案的建立
视觉训练方案建立的要求	1. 完整的病例资料(尤其是双眼视相关检查数据) 2. 详细的视觉训练方案和项目表 3. 完整的视觉训练时间安排表 4. 完整的视觉训练进度表及相关进程登记表 5. 阶段性复查相关病历资料(如问卷调查、双眼视复查表格、阶段性效果评估表格等)

表 10-1　视觉训练方案设计(示例)

以调节异常(调节不足)训练为例

训练阶段	训练项目	完成日期	进度
一	镜片排序(从负片开始,准确性为主)		☐
	聚散球		☐
	立体矢量图:BO 方向(先用绳圈矢量图)		☐
	VTS4 从周边立体视标开始:BO 方向		☐
	镜片阅读 + 聚散球(家庭训练)		☐
二	远近字母表		☐
	负镜片阅读		☐
	VTS4 使用中心立体视开始:BO 方向		☐
	立体矢量图(使用小丑图):BO 方向		☐
	镜片阅读+聚散球(家庭训练)		☐
三	远近字母表		☐
	VTS4 使用中心立体视标开始:BO 方向		☐
	VTS4-调节反应 level 1		☐
	正负镜片阅读		☐
	集合卡		☐
	立体矢量图(使用小丑图、轨道图):BO 方向		☐
	远近字母表+聚散球(家庭训练)		☐
四	镜片排序(正、负片,速度为主)		☐
	VTS4 跳跃性聚散 BO		☐
	立体矢量图跳跃式聚散 BO		☐
	VTS4 综合聚散 BI		☐
	立体矢量绳圈图 BI		☐
	VTS4-调节反应 level 1 + level 2		☐
	靶心字母表+聚散球,训练中加正负镜片(家庭训练)		☐

续 表

训练阶段	训练项目	完成日期	进度
五	镜片排序（正、负片，速度为主）		☐
	VTS4 跳跃性聚散 BO，训练中加正负镜片		☐
	立体矢量图跳跃式聚散 BO，训练中加正负镜片		☐
	裂隙尺 BO 方向		☐
	VTS4-调节反应 level 1 + level 2		☐
	VTS4 综合聚散 BI		☐
	立体矢量图小丑 BI		☐
	靶心字母表+聚散球，训练中加正负镜片（家庭训练）		☐
六	VTS4 跳跃性聚散 BO，训练中加正负镜片		☐
	裂隙尺 BO 方向，训练中加正镜片		☐
	裂隙尺 BI		☐
	VTS4 综合聚散 BI 和 BO		☐
	VTS4-调节反应 level 2+level 3		☐
	靶心字母表+救生圈卡 BO 方向（家庭训练）		☐
七	VTS4 跳跃性聚散 BO + BI		☐
	自由空间融像卡 BO，训练中加正负镜片		☐
	VTS4 随机点 BO		☐
	VTS4-调节反应 level 4 + level 5		☐
	救生圈卡 BO+自由空间融像卡 BO（家庭训练）		☐
八	VTS4 跳跃性聚散 BO + BI		☐
	自由空间融像卡 BI，训练中加正负镜片		☐
	VTS4 随机点 BI		☐
	VTS4 自动聚散 BO + BI		☐
	VTS4-调节反应 level 5 + level 6		☐
	救生圈卡 BI + 自由空间融像卡 BI（家庭训练）		☐
九	VTS4 随机点 BI		☐
	VTS4 自动聚散 BO + BI		☐
	VTS4 旋转聚散 BO + BI		☐
	VTS4-调节反应 level 5 + level 6		☐
	救生圈卡 BI + BO，训练中加正负镜片（家庭训练）		☐

表 10-2 视觉训练项目进度表(示例)

训练项目	训练目标	完成日期	进度
阶段一(1~3周)			☐
			☐
			☐
			☐
阶段二(4~6周)			☐
			☐
			☐
			☐
			☐
阶段三(7~10周)			☐
			☐
			☐
			☐
			☐

以集合异常(集合不足)训练为例

阶段一		完成日期	进度
大体集合			☐
训练项目	训练目标		☐
聚散球操	集合近点达到 2.5 cm		☐
聚散球操	(加上±2.00D)集合近点达到 2.5 cm		☐
集合训练卡(偏心的同心圆卡、救生圈卡等)	3秒内融合每个视标,并保持融合 5 秒,不同视标间交替注视达 10 次		☐
立体画片(绳圈、小丑)	30^ base out		☐
集合训练卡(偏心的同心圆卡、救生圈卡等)	清晰看到 4 行视标,维持融合 5 秒		☐
调节训练 1:镜片排序	+1.50/-3.00 维持清晰,10 周/分		☐
调节训练 2:字母表操	交替阅读近字母表(距离与年龄相适应)和远字母表(距离 3 米)时视标清晰		☐
阶段二		完成日期	进度
训练项目	训练目标		